_____ 님께

건강과 행복한 삶을 위하여

_____ 드립니다

연락처 : _____

코엔미의 비밀

코엔미의 비밀

1판 1쇄 발행 | 2010년 08월 18일

지은이 | 구본홍 지음
발행인 | 이용길
발행처 | 개미와베짱이

디자인 | 이룸
등록 | 제396-2004-110호(2004. 11. 9)
주소 | 경기도 고양시 일산구 백석동 1332-1 레이크하임 404호
전화 | 0505-627-9784
팩스 | 031-902-5236
홈페이지 | http://www.moabooks.com
이메일 | moabooks@hanmail.net
ISBN | 978-89-92509-20-6   03570

이 책은 저작권법에 따라 보호를 받는 저작물이므로 무단전재와 무단복제를 금합니다.
이 책 내용의 전부 또는 일부를 이용하려면 출판사의 서면동의를 받아야 합니다.

- 좋은 책은 좋은 독자가 만듭니다.
- 본 도서의 구성, 표현안을 오디오 및 영상물로 제작, 배포할 수 없습니다.
- 독자 여러분의 의견에 항상 귀를 기울이고 있습니다.
- 저자와의 협의 하에 인지를 붙이지 않습니다.
- 잘못 만들어진 책은 구입하신 서점이나 본사로 연락하시면 교환해 드립니다.

코엔미의 비밀

구본홍 지음

개미와베짱이

들어가는 문

지금까지의 건강법은 잊어라!

웰빙(Well-Being), 질병에 대한 위협이 만들어낸 경고등

　21세기를 살아가는 우리에게 가장 익숙한 단어 중 하나가 웰빙이다. 웰빙은 '잘 먹고 잘 사는 것'이라는 개념으로 웰빙이 이처럼 인기를 끄는 것은 현대가 낳은 다양한 질병들의 역풍이라고 볼 수 있다.

　현대는 질병에 대한 관심이 어느 때보다 높은 시대이다. 물질적 풍요 속에서 성인병이 등장하고 현대의학의 신기원도 그 질병들을 완전히 해결하지 못하고 있다.

　전의 질병들이 바이러스 위주의 질병들이라면 최근의 암과 고혈압, 심혈관 질환, 당뇨 등은 완전 치유가 어려운 생활습관병으로 분류된다. 이런 질병들은 서양의학의 대증치료로는 치료가 어렵다. 일시적인 증상 완화는 가능할 수 있겠지만 생활습관과 식습관을 바로잡지 않으면 곧바로 재발하면서 모든 치료가 원점으로 돌아가버린다.

이런 이유로 우리가 겪고 있는 질병들이 근원적인 영양 불균형, 생활습관, 식습관 등에 그 원인이 있다고 보는 의견들이 설득력을 가지게 되었는데, 이 의학이론들을 대체의학이라고 한다.

21세기 의학의 새로운 발견

대체의학은 음식이 곧 몸을 구성하며, 음식 자체가 몸의 질병을 고치는 약이 된다는 이론으로서, "음식으로 고치지 못하는 병은 약으로도 고칠 수 없다"는 히포크라테스의 이론과도 맥을 같이한다.

하지만 음식이 약이 된다는 사실을 알아도 이를 일상 속에서 직접 실천하는 것은 쉽지 않다. 바쁘다는 핑계로 끼니를 거르는 일이 자주 발생하고 건강을 위해 먹는 음식들이 오히려 건강을 해치는 경우도 있다.

그 이유인 즉 수많은 식품 첨가물과 방부제, 화학 성분과 잔류 농약, 그 외에도 잘못된 식습관으로 인한 비만과 영양 불균형 등 장애 요소들이 산재해 있기 때문이다. 이런 상황에서 건강을 잃지 않으려면 우리 몸에 도움이 되는 음식은 어떤 것들이 있는지, 꼭 필요한 영양소는 무엇인지 한번쯤 알아두어야 할 필요가 있다.

코엔미 건강법을 통해 생명의 비밀을 찾는다

 이 책은 우리 몸의 건강을 지배하는 가장 중요한 영양소인 아미노산과 효소, 미네랄, 비타민을 다룬 '코엔미 건강법'을 통해 영양 불균형에서 벗어나 건강을 되찾는 방법을 소개하고자 한다.
 이 책에서 소개하게 될 네 가지 영양소들은 불과 몇 해 전만 해도 크게 알려지지 않았지만, 최근 우리 몸의 노화 방지와 수명연장에 절대적인 영향을 미치는 영양소들임이 속속 밝혀지면서 학계 및 의학계도 비상한 관심을 보이고 있다.

 첫째, 아미노산(amino-acid)은 단백질 대사와 세포 활동을 담당하며 우리 몸 전체의 근골격을 만들어내는 중요한 영양소다. 또한 면역과 항체 활동에 관여하여 질병을 예방한다.

둘째, 효소는 흔히 엔자임(enzym)이라고 알려져 있는데 우리 몸의 소화 기능 및 근육과 세포 생성 등 생명 활동에 관여하는 촉매제 역할을 한다.

셋째, 미네랄(mineral)은 우리 몸의 노화를 방지하는 등 활력에 관여하는 생명 물질이다.

넷째, 비타민(vitamin)은 항산화 작용을 하며 암세포를 억제하여 현대병을 예방하는 영양소이다.

이 책에서 이 네 가지 영양소의 중요성을 다루는 이유는 우리 몸은 단순한 기계가 아닌 복합적인 유기체이며, 우리 몸에 들어오는 영양소는 혼자 작용하는 것이 아니라 서로 연계되어 시너지를 일으키기 때문이다. 즉 이 중에 한 가지 영양소만 부족해도 건강 균형을 이룰 수 없다는 뜻이다.

예로 우리 몸을 자동차로 보면 아미노산은 차의 골격을 구성하는 차체이며, 효소는 연료와 같다. 미네랄은 차체에 힘을 부여하는 엔진, 그리고 비타민은 엔진오일이라고 할 수 있다. 즉 자동차가 잘 움직이려면 이 모든 것이 제대로 갖춰져야 하는 것처럼 우리 몸도 이 네 가지 영양소가 골고루 충족되어야만 활기 넘치고 건강한 상태를 유지할 수 있다.

지금껏 우리는 하나의 영양소만 집중 섭취하는 습관에 길들여져 왔다. 물론 중요한 영양소를 집중 섭취하는 것도 때로는 좋다. 하지만 이 책에서는 우리 몸에 가장 중요한 네 가지 생명 물질을 균형 있게 섭취함으로써 서로의 시너지 효과를 극대화하고 보다 균형 잡힌 영양 상태를 이루는 것이 최상의 건강법임을 설명하고자 한다.

나아가 현대인들에게 잦은 영양불균형이 가져오는 질병도 앞에서 열거한 네 가지 물질들을 충분히 섭취하는 것으로 방지할 수 있음을 전달할 것이다.

인생에서 가장 소중한 것이 무엇이냐고 물어본다면 뭐라고 대답하겠는가? 가족이라고 말하는 사람도 있을 것이고 돈이나 명예라고 대답하는 사람도 있을 것이다. 하지만 상당수의 사람들이 '건강'이라고 대답할 것이라는 데 의문의 여지가 없다. 건강을 잃으면 모든 것을 잃기 때문이다.

그렇다면 건강을 잃지 않기 위해 어떻게 해야 할까? 그에 대한 올바른 답을 구하기 위해서는 어떤 질병들이 나를 노리고 있는지를 알아야 한다.

이 책을 읽기 전에 과학적으로 입증된 의학정보를 바탕으로 앞으로 발생할 수 있는 치명적인 질병을 예방하고, 건강하게 기대수명을 누리기 위해 자가 건강 체크를 해보자.

간단하게 살펴보는 건강 체크리스트

❶ 음주와 흡연이 잦습니까? Yes / No
❷ 가끔 가슴 부위에 통증을 느끼십니까? Yes / No
❸ 운동하는 것을 힘들어하거나 귀찮다고 느낍니까? Yes / No
❹ 스스로 건강한 식단을 유지하고 있지 못하다고 생각합니까? Yes / No
❺ 가족 중에 질병이 있는 사람이 있습니까? Yes / No
❻ 최근 건강검진에서 이상이 발견되었습니까? Yes / No
❼ 몇 년 전에 비해 건강과 체력이 많이 떨어졌다는 생각이 듭니까? Yes / No
❽ 영양제를 전혀 섭취하지 않고 있습니까? Yes / No
❾ 최근 몇 년간 질환으로 약을 복용한 적이 있습니까? Yes / No
❿ 유기농 식품을 챙겨 먹기 힘든 상황입니까? Yes / No
⓫ 이명이 들리거나 어지럼증을 느끼십니까? Yes / No
⓬ 성 기능에 장애가 있습니까? Yes / No
⓭ 불면증 등으로 숙면이 어렵습니까? Yes / No
⓮ 복부비만이 있습니까? Yes / No
⓯ 자신이 건강하지 않다고 느끼십니까? Yes / No
⓰ 매일 적지 않은 스트레스를 받고 있습니까? Yes / No
⓱ 생활이 바쁘고 여유가 없습니까? Yes / No
⓲ 앉아서 일하는 시간이 긴 직업입니까? Yes / No

1~5개

정상에 가까운 상태입니다. 꾸준히 운동을 하시고 섭식에 주의를 기울이시면 지금의 건강 상태를 유지할 수 있습니다. 다만 건강은 언제든지 쉽게 무너질 수 있는 것이므로 건강에 대한 올바른 정보를 충분히 살펴서 생활에 적용하시기 바랍니다.

6~12개

건강에 이상이 생겼거나, 앞으로 질환을 얻을 가능성이 발생하고 있는 상황입니다. 현재까지의 생활습관을 점검해서 잘못된 부분을 교정하려는 노력이 필요할 때입니다. 또한 평소 부족한 영양소를 인지하고 충분히 섭취해서 몸의 활성 기능을 높여야 합니다.

13~18개

잠재적 질환을 가진 좋지 않은 건강 상태입니다. 특히 질환을 가지고 있는 분들은 더더욱 주의를 요합니다. 이런 상황에서는 병원 치료에만 의존할 것이 아니라 스스로 자신의 건강 상태에 박사가 되어야 합니다. 자신은 물론 가족들의 건강까지 챙긴다는 마음으로 식습관과 생활습관을 교정하고 회복에 전념을 다해야 합니다.

차 례

들어가는 문 _ 8
지금까지의 건강법은 잊어라!

체크리스트 _ 14

CHAPTER 1 현대인의 질병, 어디서 오는가? _ 19

1. 현대인들의 사망 원인, 이것이 질병을 만든다 _ 20
2. 원인 모를 불치병은 왜 생기는가? _ 35

CHAPTER 2 실크아미노산(펩타이드)에 숨겨진 건강 비밀 _ 59

1. 21세기는 아미노산 시대다 _ 60
2. 필수아미노산 부족이 불치병을 불러온다 _ 71
3. 실크아미노산에 포함된 18가지 아미노산의 효능 _ 76
4. 실크아미노산, 이것만은 꼭 알아보자 _ 81

CHAPTER 3 생명의 균형 효소, 내 몸을 지킨다 _ 87

1. 생명의 촉매제 역할을 하는 효소 _ 88

2. 몸을 살리는 효소요법 _ 94
3. 화식을 피하고 날것을 먹어라 _ 102
4. 효소, 이것만은 꼭 알아보자 _ 105

CHAPTER 4 **신체 조직을 형성하는 미네랄, 내 몸을 살린다 _ 111**

1. 미네랄의 탄생 _ 112
2. 생명의 보조자, 미네랄 _ 115
3. 미네랄 부족을 해결하면 질병이 낫는다 _ 119
4. 미네랄, 이것만은 꼭 알아보자 _ 125

CHAPTER 5 **식이섬유와 비타민이 건강의 열쇠이다 _ 133**

1. 식이섬유 부족으로 인한 장 부패는 건강의 적이다 _ 134
2. 비타민은 우리 몸의 엔진이다 _ 139
3. 화학이 아닌 천연을 섭취하라 _ 144
4. 비타민과 식이섬유, 이것만은 꼭 알아보자 _ 147

맺음말 _ 153
5대 영양소의 균형이 장수의 비결이다

참고문헌 _ 158

| CHAPTER 1 |

현대인의 질병
어디서 오는가

우리는 하나의 영양소만
집중적으로 섭취하는
습관에 길들여져 왔다.
물론 중요한 영양소를
집중적으로 섭취하는 것도
때로는 좋다.
하지만 이 책은 우리 몸에
중요한 네 가지 생명 물질을
균형 있게 섭취함으로써
서로의 시너지 효과를 극대화하고
보다 균형 잡힌 영양 상태를
이루는 것이
최상의 건강법임을
설명하고자 한다.

1. 현대인들의 사망 원인, 이것이 질병을 만든다

A. 환경적 요인

얼마 전 미국 스탠포드 대학의 연구진들이 금세기 말이 되면 세계 조류의 약 10%가 멸종될 것이고, 또다른 15%도 서서히 멸종할 것이라고 경고했다. 이는 중요한 생태계 과정이 환경오염으로 급격히 위축될 것임을 뜻한다. 이처럼 새가 멸종할 정도로 환경이 오염되었다면 인간은 과연 무사할까?

코넬 대학교의 연구도 절망적이기는 마찬가지다. 이 대학의 연구진은 전 세계 사망률 40%는 수질, 공기 그리고 토양 오염으로 인한 것이라고 발표했다. 세계보건기구(WHO)역시 최근 급격한 인간 질병 증가의 주요 원인이 환경오염이라고 밝혔다. 이 연구들의 주요 요점은 다음과 같았다.

- 세계인구의 절반 이상이 도시지역에 조밀하게 살고 있으며 대부분이 기본적 위생시설이 없고 홍역과 독감들의 전염성 질환에 노출되어 있다.

- 12억 인구는 깨끗한 물이 부족하며 수인성 질환이 전염성 질환의 80%를 차지한다. 수질오염 증가는 학질모기 서식지를 만들며 매년 120만에서 170만의 인구가 사망한다. 또한 매년 300만 명이 공기오염으로 사망한다. 비위생적 거주환경은 매년 500만 명의 사망원인이 되며 이 중 절반 이상이 어린이다.

- 스모그 및 다양한 화학물질로 인한 공기오염으로 매년 300만 명이 사망한다. 미국에서만 300만 톤의 유독물질이 환경으로 유입되며 이는 암, 선천성 기형, 면역계 결함 및 많은 치명적 질병을 일으킨다.

- 토양은 여러 화학물질과 병원체로 인해 오염되며 이것이 직접적인 접촉 또는 음식과 물을 통해 인간에게로 전달된다. 전세계 토양침실 증가는 토양 손실뿐 아니라 질병 미생물과 다양한 독소(toxin)를 확산시킨다.

오염으로 인한 질병 위험성 연구는 이외에도 다음과

같이 광범위하게 진행되어왔다.

▶ 노스캘리포니아대 포담(Fordham) 박사(제 87차 북미 방사선학회 연례모임) : "오염된 공기에 지속적으로 노출된 멕시코 시에 거주하는 241명의 건강한 어린이들의 흉부 X-선 촬영 결과 63%에서 폐가 과팽창되어 있었고 52%는 비정상적인 간질음영이 관찰되었으며 2명에서는 폐결절이 발견되었다. 그러나 대기오염이 문제가 되지 않는 한 해안가 도시에 사는 19명의 멕시코 어린이들에서는 그러한 변화를 발견할 수 없었다."

▶ 장안수 박사와 연구진(한국 부천 순천향 대학병원) : "670명의 한국 어린이들을 대상으로 한 단면 연구에서, 기도 과민성과 아토피의 유병률은 화학공장에서 10km 이상 떨어진 시골 지역과 해안지역에 사는 어린이들보다 화학공장 근처에 사는 어린이들에게서 확연하게 더 높았다."

▶ 벤 네메리(Ben Nemery) 박사(루벤 카톨릭 대학의팀) : "공기 오염에서 발견되는 크기와 같은 작은 입자가 사

람의 폐를 통해 혈액으로 들어갈 수 있다. 24세에서 47세 사이의 비흡연 남자들에게 방사성 동위원소 입자들을 들이마시게 한 뒤 흡입 직후 신체 스캔을 시행하여 입자들이 폐에서부터 혈액, 간, 방광과 같은 다른 기관들로 이동하는 것을 추적관찰하였다."

▶ **대만 카오싱 의과대학 연구진** : "심한 대기 오염에 노출되는 사람의 경우 뇌출혈이 일어날 가능성이 높다. 대기 오염이 심한 도시 지역 사람들이 병원을 방문하는 경우가 더 많다. 특히 대기 오염 물질 중에서 가장 흔하게 발견되는 이산화질소 및 분진 등이 건강에 문제가 되고 있고 뇌출혈을 발생시킨다."

▶ **프랑스 낭시(Nancy)의 ENSAIA-INPL(식품산업, 농업에 관한 고등국립학교) 연구원** : "오염이 비만의 원인이 될 수 있다. 오염 상황에서는 비대해진 세포의 지질성분 방출이 방해 받아 비만이 될 수 있다.

쥐에게 특수한 경우의 오염 물질 즉, 불완전 연소 성분을 띈 벤젠이나 피렌, 다이옥신 등을 노출시켜 자동차 모터, 바베큐, 소각로에서 배출되는 오염물질을 재현했다. 그 결과 비대해진 세포들에서 외부로의 유출을 가로막는 베타물질이 생성된다는 것을 발견했다.

세포에 함유되어 있는 지방산의 배출 시스템이 봉쇄되었으며 지방 세포나 비대 세포들은 그 수가 증가되는 현상을 보였다. 실험 개시 15일만에 실험 쥐들의 체중은 25g 증가했는데 사람에 비유하면 약 2kg 체중 증가라고 말할 수 있다."

이 연구결과들은 점점 더 많은 인구가 깨끗한 물과 충분한 식량 등의 기본욕구를 충족하지 못한 채 영양실조, 공기, 수질 및 토양 오염 물질로 인해 암, 선천성 기형, 면역계 결함 및 치명적 질병에 대한 감수성이 높아지고 있다는 것을 보여준다.

우리나라도 예외가 아니다. 대표적 어린이 환경성질환인 천식의 경우 그 발병률이 1964년 3.4%에서 2005년 18.6%로 증가하였고, 아토피 피부염은 1995년 초등학생 16.3%, 중학생 7.3%이었으나, 2000년에는 각각 24.9%, 12.8%로 증가한 것으로 나타났다.

현재 우리나라 인구의 절반이 수도권에 거주하고 있으며 대기오염원의 60%는 자동차배출가스로 인한 것이다. 이러한 오염은 천식·만성기관지염·천식성 기관지염·폐색성 폐질환·폐기종 등 환경성 질환의 발병률을 높이고 있다.

한국의 주요 사망 원인

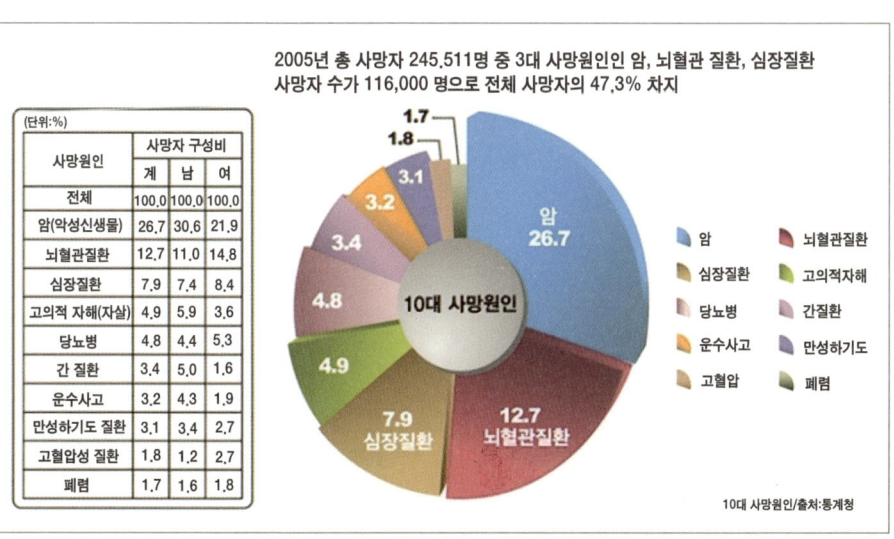

또한 이런 환경 요인은 악성 질병 1위를 차지하는 '암'에도 영향을 미친다. 현재는 뇌혈관 질환이 암 질환의 발

병률을 앞서고 있는 추세이지만 불과 몇 년 전만 해도 암은 가장 치명적이고 무서운 질병이었다. 그렇다면 암은 어떤 기전으로 발생할까?

우리는 모두 몸 안에 일정한 수의 암세포를 가지고 있다. 본래 정상 세포였던 것이 농약, 식품첨가물, 살균제, 화학물질 등 다양한 외부 원인에서 발생하는 이니시에이터와 프로모터라는 발암물질에 의해 암세포로 변화되는데, 이는 환경적 요인에서 유입된 유독물질들에 의해 발생한다. 그러나 암이나 기타 치명적 질병을 일으키는 것은 비단 환경만이 아니다.

B. 식생활 요인

얼마 전 베이비붐 세대 논쟁이 언론을 뜨겁게 달군 적이 있다. 베이비붐 세대란 현재 4~50대 중년이 된 전후 세대를 일컫는 말로서, 이 베이비붐 세대들은 전쟁이 끝난 뒤의 출산률 증가와 물질적 풍요라는 두 가지 환경에서 자라온 이들이다.

그런데 이 베이비붐 세대들을 조사해본 결과 한 가지

눈에 띄는 사실이 발견되었다.

첫째는 이들이 전 세대에 비해 다양한 만성병에 시달리고 있다는 점이고, **둘째**는 이들이 대한민국 사회에서 처음으로 서구식 식사를 시작한 세대라는 점이다.

이 두 가지 사실은 서구식 식생활의 도입과 생활습관병이라고 불리는 다양한 만성질환과의 연관을 보여준다. 전쟁이 종결된 뒤 우리는 서구 문화를 하나씩 받아들였다. 그것은 옷차림이나 문화뿐만이 아니었다.

전후의 재건을 계기로 굶주렸던 전쟁 세대들은 자식들에게 더 풍요로운 식탁을 차려주기를 원했고, 이때부터 과거에는 귀한 음식으로 여겨졌던 육류를 위주로 하는 새로운 식습관으로 바뀌었다.

또한 시간이 갈수록 식생활 문화가 다양해지면서 가공하거나 조미한 식품들, 간식류, 맛을 내는 조미료 등이 앞다투어 등장했다. 어린 시절 찬장 속에 귀하게 놓여 있던 다시다나 미원 등을 여러분도 기억할 것이다.

이런 현상은 비단 한국에서만 벌어진 것이 아니다. 우리나라에서는 1953년 6.25 전쟁이 끝난 이후 1955년 부터 베이비붐이 나타나기 시작하였고, 미국에서는 제2차 세계대전 후인 45~60년에 출생률이 증가하며 베이비붐 세대가 출현하였고, 일본에서도 단카이(團塊: 덩어리) 세대라고 해서 1948년 전후로 태어난 베이비붐 세대가 있다. 그리고 이들은 하나같이 전 세대에 비해 다양한 만성 생활습관병에 시달리고 있다.

특히 베이비붐 세대의 대표라고 할 수 있는 미국의 베이비붐 세대들은 식생활 변화로 인한 과거와는 다른 질병 양상을 뚜렷이 보여주고 있다.

최근 주요 사망원인별 사망률 변화

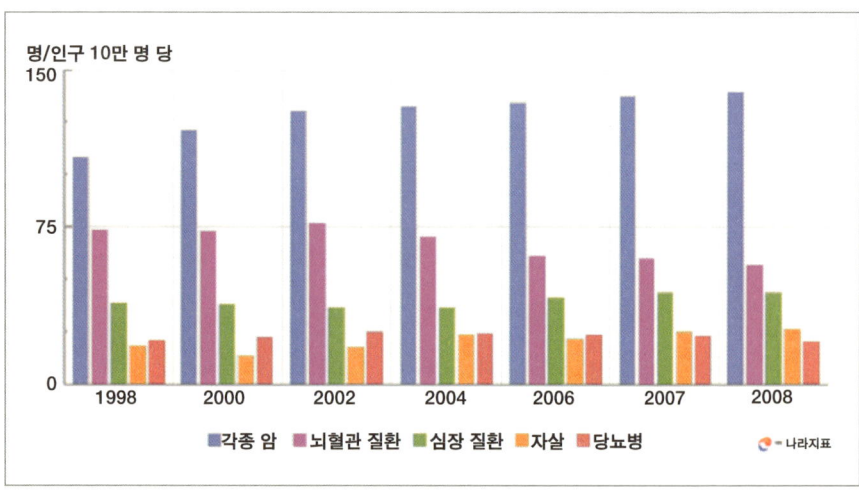

당시 식생활 변화로 인한 미국의 암 발생률이 미국 사회에 미친 영향이 얼마나 컸는지는 1977년 미국 상원에서 제출한 '영양의 목표'를 보면 알 수 있다.

'영양의 목표'란 심근경색, 암, 뇌경색, 비만 등으로 인한 국민들의 사망률이 급격히 증가하자 미국 상원에서 1975년 발표한 영양 목표를 말한다.

당시 미 상원은 영양문제특별위원회라는 특수 위원회까지 설립하면서 식생활 변화로 인한 질병 증가에 심각성을 공표했고, 동시에 수많은 영양 학자들과 의학자들에게 세계 각 지역의 영양 상태와 질환 상태를 조사하게 함으로써 2년 뒤 무려 5000쪽에 달하는 조사 결과를 작성했다. '영양의 목표'는 바로 이 조사서의 이름으로, 당시 발표된 주요한 내용은 다음과 같다.

① 탄수화물 섭취를 늘려서 총 섭취 에너지량의 55%~60%를 차지하도록 한다.
② 지방 섭취량은 총 에너지량의 30% 이하로 줄이도록 한다.
③ 섭취 지방 비율의 경우, 포화지방산, 일가불포화지방산, 다가불포화지방산의 비율을 균등하게 섭취하도록 한다.

④ 콜레스테롤 섭취량을 하루 30mg까지 줄이도록 한다.
⑤ 설탕 섭취량은 40% 줄인다.
⑥ 염분 섭취량은 하루 3g으로 제한하도록 한다.

이 목표는 과일과 야채, 정백하지 않은 곡물, 닭고기, 생선, 탈지분유, 식물성 기름의 소비를 늘리고, 반면 전유(全乳), 고기, 계란, 유지방, 당분, 염분, 지방을 많이 함유한 식물의 소비를 줄여서 달성한다.

현재 미국은 상류층과 서민들 사이의 비만 발생률이 천차만별 수준이다. 경제적 능력이 있고 여유가 있는 상류층의 경우 불편을 감수하면서도 충분한 야채나 발효음식 그리고 어류 등을 섭취하면서 동양식 식단을 자신들의 식탁 위로 끌어온다.

반면 서민층은 빵, 쨈, 우유, 달걀 등 칼로리가 많은 음식을 주식으로 먹고, 스프 자체도 우유와 혼합된 유제품에 가깝다. 또한 빨리 먹을 수 있는 햄버거와 콜라 등의 패스트푸드 등이 때와 장소를 불문하고 식용되고 있다.

이처럼 고기와 정제된 탄수화물, 당류가 주축이 된 식

문화는 비만을 유발할 수밖에 없으며, 경제적 수준이 낮을수록 이런 식문화 경향이 짙어지면서 비만률 또한 높아지고 있다.

실제로 현대 문명인을 괴롭히는 고지혈증, 고혈당, 고혈압, 지방간, 비만 등은 결코 약으로 치유될 수 있는 것이 아니다. 이는 결국 과식, 영양 불균형 등 식생활의 문제라는 점에서 '식생활 병'이라고 불러도 과언이 아니다. 그렇다면 위험 요소가 비단 이것뿐일까? 또 하나의 중요한 오염 양상을 살펴보자.

C. 토양의 오염

1912년 노벨의학상 수상자인 알렉시스 카렐 박사는 우리 생명의 근원은 토양이라고 주장했다. 인체 건강의 척도는 토양의 비옥도와 관련이 있다는 것이다. 예로 오염되지 않은 좋은 토양에서 길러진 농작물은 각종 영양소와 미네랄 등을 충분히 함유하고 있다.

반대로 토양이 고갈되고 오염되면 거기서 길러진 작물들 역시 피해를 입을 수 밖에 없다.

문제는 70년대부터 본격적으로 이루어진 화학농법으로 인해 중요한 미네랄이 우리 토양에서 70% 이상 소멸되었다는 점이다. 현재의 농법으로 재배된 농산물에서는 더 이상 건강한 미네랄을 얻기 힘들어진 것이다.

1922년 미국 농림부(USDA)의 조사에 따르면 1914년에는 사과 2개를 먹으면 1일 철분양을 충분히 섭취했던 반면, 1922년에는 무려 13개의 사과를 먹어야 그 양을 채울 수 있다는 연구 결과가 나왔다.

또한 일본의 과학기술청 조사연구에서도 1952년 시금치 1단이면 채울 수 있었던 철분양이 1993년에는 무려 19단의 시금치를 먹어야 충족되었다고 보고되어 있다.

나아가 2004년 서울대 연구팀의 조사에 의하면 우리의 토양에서도 미네랄의 유실량이 75%에 달했다고 한다. 그 원인은 앞서 지적한 것처럼 농약과 제초제, 화학비료 등이 토양을 산성화시킨 결과이며, 둘째는 비가 내리면서 토양 침식이 이루어지고 토양의 미네랄이 꾸준히 바다로 쓸려 들어갔기 때문이다.

토양에 비료나 제초제 등을 많이 사용할수록 우리 토양의 질은 낮아지고, 그로 인해 우리 건강도 위협을 받게 되는 것이다.

2005년 1월 4일자 한국일보에도 관련 있는 기사 하나를 찾아볼 수 있다. 일본인들이 세계 최고 쌀이라고 자부하는 특별미(特別米)에 대한 내용이다.

이 기사에 의하면 일본 니가타 현에서 생산되는 고시히카끼라와 아키타 현에서 자라는 아키타코마치라는 쌀은 일반 쌀과 엄청난 가격 차이가 난다.

5kg에 약 5000엔으로 우리나라 쌀 가격의 무려 4~5배 비싼 셈이다. 이 쌀은 비싼 가격만큼 특별한 재배 농법을 사용하기 때문이다.

이들은 논을 5가지로 분류한 다음, 맞춤식으로 미네랄이 풍부한 쌀 재배를 한다. 유기물 함량이 많은 토양을 선별해서 초기 생육조건을 확보하고 데이터베이스에 따라 미네랄과 인산이 듬뿍 들어간 비료를 투여해 미네랄이 풍부한 쌀을 생산해낸다.

바꾸어 말하면 이는 현대 일반 농법으로 지어낸 생산물들에는 미네랄이 현저히 부족하다는 것을 뜻한다. 우리가 일반적으로 먹고 있는 밥상 위에서 필요한 양의 미네랄을 기대하는 것이 어려워졌다는 뜻이다.

또한 이것은 단순한 영양 불균형을 넘어 불치병의 주요 원인이 되고 있다.

2. 원인 모를 불치병은 왜 생기는가?

A. 현대병은 영양소의 불균형과 잘못된 섭취가 원인이다

미네랄 부족

 토양의 오염이 미네랄 부족이라는 건강 재해로 이어지고 있는 것과 관련해 1937년 미국 상원문서 264호에는 놀라운 보고서 하나가 포함되어 있었다. 미국 인구의 99%가 심각한 미네랄 부족에 시달린다는 내용이었다.
 "미네랄이 부족하면 비타민도 쓸모가 없다. 인체의 건강 유지는 칼로리나 비타민 또는 몸이 소비하는 녹말, 단백질, 탄수화물의 정확한 비율보다 신체기관에서 흡수하는 미네랄에 더 직접적으로 좌우된다"는 것이다.
 2004년 3월 유니세프의 세계 영양보고서 조사에서도 세계 인구의 3분의 1이 미네랄 결핍에 시달리고 있으며,

이로 인해 정신적, 신체적 발육 부진이 초래되고 지능지수까지 최고 15% 하락했다고 지적했다.

"신체 건강에 필요한 미네랄이 이처럼 광범위하게 결핍되어 있는 상황은 '숨겨진 기아'와 같다"는 것이다.

사실 미네랄의 중요성이 강조되기 시작한 것은 오래되지 않았다. 미네랄은 다른 영양소에 비해 우리 몸에서 차지하는 비율이 고작 4%에 불과하다. 하지만 이 소량의 미네랄이 하는 역할은 막대하다.

첫째, 미네랄은 우리 체내의 신경·전기 시스템 운영의 기본요소로서 신경자극을 전달하고 근육 수축 등 인체의 생화학적, 전기적 작용을 담당하는 각종 효소를 생성하고 기능시키는 역할을 담당한다. 따라서 이 미네랄이 부족해지면 자율신경의 기능이 떨어져 심장병, 고혈압, 근육 경련 등이 나타날 수 있다.

둘째, 식품으로부터 섭취된 미네랄은 조직과 체액 속에 분포되어 수많은 대사 반응에 필요한 산도와 염기도의 정상 조절을 담당한다.

혈액과 조직, 세포에 필요한 적절한 산도와 염기도를

적절한 농도로 유지시켜주는 것이다. 그 덕에 우리 몸은 약알칼리인 7.4PH를 유지할 수 있는데, 만일 인체의 PH가 기준치를 벗어나면 생명을 유지할 수 없게 된다.

셋째, 미네랄은 우리 몸의 약 70%를 차지하는 물, 즉 체액의 이동을 조절하는 역할을 한다. 체액은 세포막을 기준으로 세포내액과 세포외액으로 나뉘는데, 이 두 체액이 세포막을 사이에 두고 미네랄에 의해 활발하게 이동함으로써 생명 활동을 유지한다.

세포외액의 나트륨과 세포내액의 칼륨의 농도를 조절해서 전압 유지를 안정시키고 신경전도를 활발히 해주는 것이다. 현대의 대표적인 성인병인 고혈압도 체내 미네랄 농도가 불균형지면서 혈액의 수분이 빠져나가 혈액 농도가 짙어지면서 발병하는 질병이다.

결국 미네랄 부족은 우리 생명을 유지시키는 활성 작용에 지대한 영향을 미치며, 심각할 경우 극심한 피로와 질병은 물론 뼈가 굳고 생명까지 위협할 수 있다.

단백질 부족

단백질은 영어로 프로틴(protein)이다. 이 말은 그리스어 'proteios'에서 온 것으로 '첫 번째로 중요하다(primary:holding first place)'라는 뜻을 가진다.

생명체를 구성하고 유지시키는 필수 성분인 단백질은 우리 몸 전체의 기본을 이루며 그 종류가 무려 10만 종에 이른다. 한 예로 손발톱은 케라틴이 만들고, 근육은 액틴과 미오신이라는 구조 단백질이 만든다.

그 밖에 효소에 작용하는 촉매 역할을 하는 단백질, 호르몬을 구성하는 정보 전달 단백질도 있다.

또한 효소, 항체, 호르몬 등을 합성, 체내 필수물질의 운반과 저장, 체액과 산염기의 균형을 유지하는 단백질, 눈으로 보고, 음식의 맛을 보고, 냄새를 맡는 데 필요한 단백질도 있다.

예로 책을 읽을 때 빛이 글자를 인식해 수정체를 거쳐 망막에 닿는데, 이 수정체도 크리스탈린이라는 단백질로 이루어져 있고, 망막도 로돕신이라는 단백질이 있어야 빛 신호를 신경 세포에 전달할 수 있다. 나아가 우리에게

감정을 불러일으키는 신경전달물질도 단백질로 이루어진다.

그런데 중요한 것은 이 단백질이 우리 몸의 질병에까지 긴밀히 관여한다는 점이다. 예를 들어 우리의 눈물과 콧물에는 라이소자임이라는 단백질이 섞여 있어 세균을 잘게 잘라 파괴시키는 역할을 한다.

또한 혈액 속의 항체도 단백질 성분으로서, 이 항체들은 우리 몸에서 매일 생성되는 일정한 암세포와 이물질이 혈액을 타고 돌 때 이것들을 잡아서 처치하는 역할을 한다. 단백질의 일종인 면역 글로불린 G가 두 개의 촉수로 이물질을 붙잡아 면역세포가 공격할 수 있도록 만들어주고, 그 병원체에 대항하는 치료약을 스스로 몸 안에서 만들어내는 것이다.

그러므로 항체 단백질이 충분치 않을 경우 몸의 면역력이 약해지면서, 암세포와 나쁜 이물질이 본격적인 질병으로 자라나게 된다.

즉 우리 몸 안의 단백질이 얼마나 건강한 상태를 유지하고, 얼마나 적합한지에 따라 몸의 면역 수준도 변하는 것이다.

그렇다면 과연 우리는 이 단백질을 얼마나 잘 섭취하고 있을까?

우리 몸을 자동차로 비유하자면, 탄수화물이나 지방은 연소를 통해 에너지를 내는 휘발유, 단백질은 차체를 좌우하는 뼈대와 살이다. 즉 튼튼한 철로 잘 만든 자동차가 쉽게 고장 나지 않듯이 우리 몸의 단백질이 튼튼하지 않으면 세포에도 문제가 생겨 질병이 발생하게 된다.

그럼에도 우리는 하루하루 바쁜 생활 속에서 제대로 된 단백질 섭취에 소홀하다. 단백질의 주 공급원인 육류의 경우 항생제와 성장 촉진제 문제로 양질의 단백질을 공급할 수 없을 뿐더러, 토지와 공기, 물의 오염, 화학제품의 지나친 남용이 다른 음식의 질까지 급격하게 떨어뜨리고 있다.

단백질에는 양질의 단백질과 그렇지 않은 단백질이 존재함에도 우리는 현재 건강하지 않은 단백질을 더 많이 섭취하고 있는 것이다.

그러나 단백질이 아미노산에 중요한 영향을 미치며 우리 몸의 면역과 조직 구성에 크게 관여하는 성분인 만큼 좋은 단백질을 섭취하는 것은 아주 중요하고 필수적인 일이다. 그것이야말로 우리 몸의 조직과 면역을 건강하게 만드는 일이며, 반대로 단백질의 결핍이나 질 낮은 단백질의 섭취는 필연적으로 병을 불러오게 된다.

효소 부족

우리 몸의 효소는 대부분 장내세균에서 만들어진다. 우리 몸의 장내 세균은 무려 3000 종류의 효소를 만들어 내는데, 이 효소들은 각각 맡은 역할만 한다. 또한 이렇게 밝혀진 3000 종류의 효소 외에도 아직 밝혀지지 않은 수천의 효소들이 존재한다. 우리 몸의 생명 활동은 셀 수 없을 정도로 많은 종류의 효소들이 구석구석에서 작용하면서 이루어진다.

예로 우리 몸의 간은 이 중에 500 종류의 효소를 통해 해독 작용을 한다. 그런데 장내의 환경이 악화되거나 외부로부터 들어오는 효소가 부족해지면 해독 작용이 둔해지면서 각종 유해물질이 쌓여 질병에 걸리게 된다.

그렇다면 이렇게 중요한 효소가 우리 몸에서 부족해지는 원인은 무엇일까?

① **과식**

우리 몸에 들어온 음식은 아밀라아제·펩신·리파아제·펩티다아제 등의 소화효소를 통해 소화가 된다. 아밀라아제는 타액 속에 분비되어 녹말질을 분해하고, 펩신과 펩티다아제는 위액과 췌장액에 포함되어 단백질을 분해하며, 담즙 속의 리파아제는 지방을 분해한다.

즉 단백질과 지방, 탄수화물 등의 영양소도 이 영양소를 분해하고 흡수하는 소화효소가 없으면 체세포로 만들어질 수 없다.

문제는 지나치게 많은 음식을 섭취할 때이다. 소화효소는 음식물의 양에 따라 일정량이 분비되는데, 음식물이 적게 들어오면 적게 분해되고 음식물 양이 지나치면 과다한 분비가 이루어지게 된다.

따라서 식사 때 음식을 불필요하게 많이 먹는 것은 체내효소를 소화효소로 지나치게 소모시키는 일이 된다.

② 활성산소

활성산소는 인체 노화의 주범이라 불리는 유해산소로서 몸을 녹슬게 만들어 질병과 노화의 원인이 된다. 이 활성산소는 공기 중 또는 음식물 등에 포함된 유해물질은 물론 과격한 운동과 과식, 나아가 호흡을 하는 것만으로도 발생한다.

하지만 우리 몸에는 이런 활성산소를 해독시켜주는 항산화효소(SOD)가 있다. 이 항산화효소는 활성산소를 파괴해 세포의 수명을 연장시키는 역할을 하는 유익한 물질이며, 이 항산화효소가 충분히 만들어지는 동안에는 우리 몸도 건강할 수 있다.

하지만 잘못된 식습관과 노화에 따라 이 항산화효소의 생성 능력이 저하되게 되면 활성산소에 대한 억제력이 약해지게 된다.

또 한 가지 문제는 항산화효소는 중년 이후부터는 분비량이 급격히 줄어들게 된다는 점이다.

따라서 중년 이후 지나친 활성산소의 발생은 이미 줄어들고 있는 항산화효소의 양을 더 줄게 만들고 활성산소의 양을 늘려 동맥경화, 심근경색, 당뇨 등을 불러오는 만큼, 이 항산화효소가 풍부히 몸에 저장될 수 있도록 평소 식사 때 단백질과 미네랄, 효소가 풍부한 음식을 충분히 섭취해야 한다.

③ 화식과 가공식품 등 잘못된 식습관

가열 음식에는 효소 성분이 거의 없다고 보면 된다. 효소는 60도 이상의 고열을 견딜 수 없기 때문이다. 때문에 이것을 분해하고 소화시키려면 부득이 우리 몸에 저장되어 있는 효소를 꺼내서 사용할 수밖에 없게 된다.

그런데 인체 내에 저장되어 있는 효소는 일정량만 유지된다는 것이 문제다. 만일 음식물 분해와 소화를 위해 이 저장된 효소를 꺼내서 사용해버리면 신진대사와 면역기능 강화의 목적으로 사용해야 할 효소량이 부족해지게 되어 신진대사와 면역기능이 떨어진다.

날것을 먹으면서 충분한 효소를 흡수하는 야생동물에게서는 볼 수 없는 퇴행성질병이나 만성병, 생활습관병이 인간에게만 발생하는 것도 그런 이유에서다.

또한 가공식품은 멸균과 가열 등의 처리를 거치면서 효소 성분이 완전히 사라질 뿐 아니라 우리 몸에 좋지 않은 첨가물들이 다량 첨가되어 있다. 따라서 첨가제나 설탕, 고지방이 첨가된 가공식품은 효소 섭식 시에는 반드시 배제하도록 한다.

B. 과식과 비만이 만병을 부른다

과도한 열량 섭취가 병의 원인

미국 생명보험 회사들은 보험료를 책정할 때 가입자가 암, 고혈압, 당뇨병, 간 질환 등을 가지고 있는지 유심히 살핀다. 그런데 이 중증의 질병만큼이나 위험하게 치부하는 것이 비만이다.

이들은 비만을 위험한 질병으로 간주하고 보험료를 올려 받는다. 과도하게 살이 찐 비만인은 정상인보다 당뇨병과 고지혈증, 고혈압, 관상동맥질환, 대장암, 자궁내막염 등 암 및 관절 질환의 발병률이 훨씬 높다.

한 연구에 의하면 체질량 지수(체중(kg)/키(m)의 제곱)가 25를 넘으면 남녀 모두에서 체질량 지수에 비례해서 사망률이 증가한다. 예컨대 체질량 지수가 35를 넘으면 당뇨병 사망률이 8배나 증가하고 암 사망률은 1.5배 정도 늘어난다.

한의사이며 동양의학박사인 라기성 장로의 「촛대」 5·6월호에도 비슷한 내용이 3페이지에 걸쳐 언급되어 있다.

"과식은 혈액 속의 당분과 지방이 증가하여 당뇨병이나 고지혈증 동맥경화 지방간 등이 되고, 과식은 위장, 간, 췌장, 소화기 등에 중노동을 시키고 과식하면 소화력이 더뎌지면서 요산, 피루브산, 락트산, 아미노산, 암모니아 페놀 등 여러 가지 불소화물이 장내에 생기게 한다."

즉 과식 습관이 있으면 소장에서 흡수된 주영양소인 물, 염류, 지방, 탄수화물, 단백질 같은 5대 영양소와 부영양소인 각종 비타민과 미네랄 등이 혈액 속에 들어올 때 백혈구가 이 영양소 과다섭취해 유독음식물이나 각종 세균 및 유해물질의 유입을 방치하게 되는 것이다.

이는 필연적으로 우리 몸의 면역체계를 둔하게 만들고 다양한 질병들을 불러오는 원인이 된다. 국내 비만인구는 20~50대의 경우 10명 중 4명에 달할 것으로 추산된다.

운동 부족

비만, 고혈압, 당뇨, 심장질환 등에는 생활습관병 말고도 두 가지 이름이 더 있다. 하나는 '운동부족병(運動不足病, hypokinetic disease)'이라는 이름이다. 또한 도시에 사는 사람들에게 많이 나타나며 '도회병' 또는 '도시병'이라고도 불린다.

경제협력개발기구(OECD) 회원국가의 평균수명이 남성 75.8세, 여성 81.4세인 한편 한국인의 평균수명은 78.5세(여성 82세, 남성 75세)이다. 여기서 중요한 것은 질병으로 인해 정상적인 활동을 하지 못한 시간을 평균 수명에서 뺀 '건강 수명'이며, 이 '건강 수명'을 늘리기 위해서는 규칙적인 운동이 필수적이다.

그러나 사회가 발달하면서 복잡해진 분업체계와 과학의 발달로 도시인들은 대다수가 운동부족 상태에 빠져 있다.

2007년 보건복지가족부가 발표한 '국민건강영양조사' 결과를 보면 '한 번에 30분 이상, 한 주에 5일 이상 걷기'의 실천율은 2005년 60.7%에서 2007년 45.7%로 2년 사이에 15% 나 줄었다고 한다.

반면 비만은 꾸준히 늘고 있어 1998년 비만율은 26.0%에서 2007년 31.7%로 약 10년 사이에 5.7% 늘었다. 조사 보고서에서는 비만의 증가에 운동 부족이 큰 원인이라고 꼽았다.

현대의 의학기술은 눈부시게 발달한 반면 심장 근육을 적절하게 사용하는 운동이 부족해 심장병, 고혈압, 뇌졸중, 당뇨병, 비만증, 암 환자 등은 증가하는 시대다. 하지만 다행인 것은 이런 성인병 대부분은 운동부족이 큰 원인인 만큼 꾸준히 운동을 하면 어느 정도 예방할 수 있다.

따라서 운동의 중요성을 항상 인지하고 주의를 기울인다면 대부분의 만성질병의 위험을 덜 수 있다.

운동, 어떻게 얼마나 하는 것이 좋나?

성인병 예방에는 반드시 심장 기능 향상이 요구된다. 따라서 하루에 20~60분, 자신의 최대 운동능력 강도의 60~80% 범위 안에서 1주일에 3~5일 동안 운동을 해야만 효과를 볼 수 있다.

- 빠른 걸음 걷기 : 최대 운동 능력의 40%
- 가벼운 달리기 : 최대 운동 능력의 50~60%
- 조금 힘든 운동 : 최대 운동 능력의 70~80%

따라서 운동은 조금 힘들게, 땀이 날 때까지 하는 것이 효과적이다.

성인병을 예방하려는 운동이라면 강도는 낮게, 시간은 조금 길게 잡는다. 비만이 있다면 시간을 더 길게 잡아 60분 이상 운동하는 것이 좋다.

C. 현대의학이 밝히지 못하는 생명의 비밀은 무엇인가?

현대의학의 한계점

현대는 서양의학의 패러다임이 지배하는 세상이다. 몸이 아프면 병원을 가서 진단을 받고 그에 해당하는 약과 시술 등을 처방 받는 게 하나의 규칙처럼 여겨진다. 감기나 여타 바이러스 질병은 물론 고혈압과 당뇨병 등 지병들도 마찬가지다. 혈압을 내리기 위해 그 자체만으로 몸에 무리가 되는 약을 복용하고, 혈당치를 떨어뜨리기 위해 인위적으로 인슐린을 주입한다.

하물며 암의 경우 치료를 마치고 나면 탈진해서 기진맥진이 될 수밖에 없어서 "암은 암 자체보다도 기력을 잃거나 영양실조로 죽는."는 말이 생겨날 정도이다.

이처럼 서양의학의 치료가 그늘을 드러내고 있음에도 여전히 많은 이들이 서양의학을 택하는 이유는 무엇일까?

지금까지 서양의학은 치유하기 힘들었던 많은 병들을 치료하면서 그 위용을 자랑해왔다. 특히 바이러스 질병에 대한 서양의학의 효과는 놀라운 것이었고, 바이러스 질병으로 인한 사망자 수 급감과 외과적 수술의 발달은 인류에게 평균수명의 연장이라는 놀라운 선물을 선사했다. 하지만 서양의학도 예방보다는 치료에 몰두하고, 근본적 치유보다는 증상 완화에 목적을 둔 대중요법이 주된 치료방법으로서 한계가 있었다.

의학은 병을 고치기에 앞서 건강한 몸을 위해 존재해야 한다. 병을 예방하는 대신 이미 망가진 몸을 치료하는 데 막대한 비용을 지출해야 한다면 과연 그것을 참다운 치료라고 이야기할 수 있을지 의문이다.

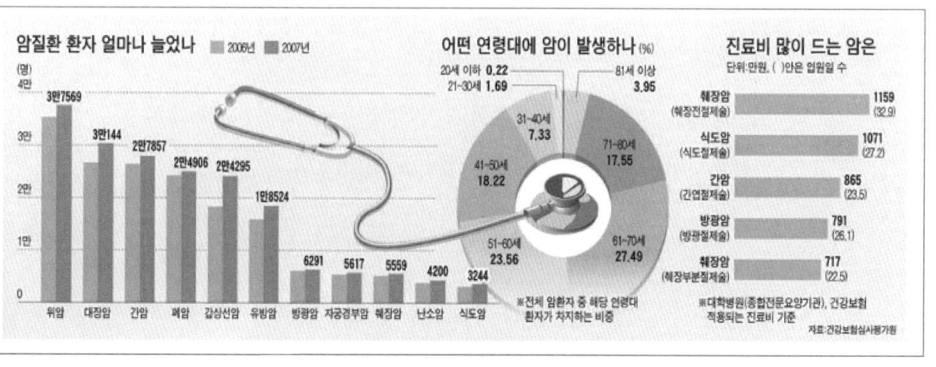

위의 도표는 현대의학의 치료와 예방이 암을 비롯한 여러 질병 발생 증가율을 늦추지 못할 뿐더러, 돈 없는 사

람은 병에 걸린 뒤 치료를 제대로 받지 못한다는 단적인 예이다.

현대생활에서 약은 우리 생활과 떼려야 뗄 수 없는 관계이다. 어느 가정이나 대부분 상비약을 구비해놓고 여행을 갈 때도 꼭 챙기는 물품 중 하나가 약이다.

약의 종류도 다양해서 일상적인 가벼운 질환부터 치료약, 나아가 건강보조제 등 다양한 약품들이 우리 곁을 지키고 있다.

그런데 이처럼 우리 목숨을 살리고 증상을 완화시켜주는 약에 대하여 중세의 약학자였던 파라셀수스는 "모든 약은 독이다. 문제는 사용량이다."라고 말한 바 있다. 이처럼 약은 근본적으로 독이라고 할 수 있다.

우리 몸에서 약효를 내려면 일정한 독 성분이 작용해야 하고, 약효라는 것도 결국은 독 작용의 일부이니, 약이 우리 몸에 작용할 때 인체 전반에 완전히 무해하다는 것은 있을 수 없는 일이다. 치료 작용을 한다면 반드시 그에 상응하는 부작용이 나타날 수밖에 없다는 의미이다.

* 각각의 약에 따른 부작용들

명칭	부작용
스테로이드제	부신 기능 저하, 쿠싱증후군
항히스타민제	졸음과 운동신경의 둔화
페니실린	과민반응으로 인한 쇼크사
항생제	강력한 내성균의 등장
위산 분비 억제제	노화 현상
항암제	면역 기능 저하
신경안정제	극심한 약물 중독
교감신경 억제제	유방암 발생률 증가
여성호르몬제	암 발생률 증가
당뇨약	지질 축적, 동맥경화
혈압약	성기능 장애
갑상선질환제	위장장애
신부전 치료제	시각장애

약의 부작용은 현대의학의 숨겨진 한계와 이면의 얼굴을 뚜렷이 보여준다. 우리는 제대로 된 대안을 찾을 수 없는 상황에서 질병을 두려워하며 살고 있다.

언제 병에 걸릴지 몰라 두려워하는 삶, 강박증처럼 병원에 의지하는 삶, 온갖 약봉투를 서랍 가득 채워놓고 살아가는 이 불안한 삶을 개선할 방법은 없는 것일까?

현대의학의 재조명

서양의학이 인체를 수학적으로 파악한다면, 동양은 대체의학을 통해 인체를 유기적이고 전체적으로 바라본다.

물론 대체의학 또한 나름의 단점을 가지고 있다. 일시적인 증상 완화에는 큰 도움이 되지 않으며 생활 전체를 변화시켜야 한다는 부담이 있다.

하지만 근본적으로 몸을 변화시켜 질병을 치유하고 재발을 방지하며, 일상적으로는 질병 자체가 생겨날 수 없도록 하는 예방의학 관점에서 이미 대체치료는 서양의학을 넘어서는 장점을 가지고 있다.

균형과 조화를 중시하는 대체치료의 세계는 서양의학의 한계를 극복하고자 하는 노력인 동시에 우리 몸을 자연의 일부로 이해하는 동양적 관점에서 시작되는 치료인 것이다.

예로 항암치료를 보자. 우리는 몸 안에 일정한 암세포를 가지고 있다. 그런데 몸의 면역기능이 제대로 작용하면 암세포 증식이 억제되는 반면, 몸의 면역기능이 저하되면 작은 세포가 악성 종양으로 무섭게 번지게 된다.

이처럼 급속도로 전이되고 증식되는 특성 때문에 일단 암에 걸리면 조속히 항암치료를 받게 되는 것이 일반적이다. 하지만 이 항암제라는 것이 암 치료에 절대적이고 유일한 길일까?

현재 항암제는 많은 나라에서 그 효과를 인증 받아 널리 사용되고 있다. 하지만 이 항암제가 오히려 암 환자의 체력을 저하시켜 죽음으로 몰고 간다는 의견도 속출하고 있다.

암세포도 우리 몸의 일부이며 내 신체에 속한 세포이다. 그런데 이 세포를 공격하고 죽이는 항암제가 온전히 암세포만 골라서 죽인다는 것은 거의 불가능한 일이다.

이 때문에 정상 세포도 타격을 입게 되는데, 만일 면역기능과 재생능력이 지나치게 저하된 상태에서 반복되는 항암치료를 받을 경우 우리 몸은 돌이킬 수 없는 손상을 입고 오히려 죽음에 한 걸음 더 가까이 다가가게 된다.

나아가 무분별한 절제술도 현대의학의 암 치료의 가장 큰 맹점으로 지적 받고 있다.

우리의 내장 기관은 각각의 기능에 따라 적합한 용적으로 설계되어 있는 중요한 기관이다. 암세포의 제거라는 목적 하에 장기 일부를 잘라내는 것은 장기적으로 치명적인 영향을 미칠뿐더러 막대한 체력을 소모하게 함으로써 암세포를 이겨내는 인체의 자연 면역기능을 극도로 떨어뜨리게 된다.

이와는 반대인 대체의학은 자연을 이용하는 의학이라고 할 수 있다. 자연에 존재하는 음식물과 공기, 식물 등을 폭넓게 사용함으로써 자연 치유력을 키워 스스로 병을 이겨내도록 조율하고 복원시키는 것이다. 또한 대체의학은 대중요법을 주로 사용하는 현대의학과 달리 신체 한 부분에만 치료를 가하는 것이 아니라 몸 전체의 리듬과 흐름을 조정한다.

즉 현대의학이 일시적인 증상 억제에 몰두한다면 대체의학은 자연적인 방법으로 면역력을 강화해서 능동적이며 근원적인 치유를 목적으로 한다.

대체의학에서 가장 중시 여기는 것은 우리가 먹는 음식물과 식습관, 그리고 영양 상태이다. 대체의학의 원리를 설명한 말 중에 "내가 먹은 것이 바로 나다(I am what I eat)"라는 말이 있다.

또한 암 연구 권위자인 윌리엄 리진스키 박사는 "대부

분의 암은 30~40년 전에 먹은 음식이 원인"이라고 말한 바 있다. 이는 결국 내가 오늘 먹는 음식이 곧 내 몸을 구성한다는 의미이다.

세포분열을 보자. 우리 몸의 세포는 우리가 섭취하는 단백질과 효소 등 생체 활동에 관여하는 여러 영양소들의 결합과 활동으로 만들어진다. 즉 우리가 섭취한 영양 요소가 얼마나 건강한가에 따라 세포의 질도 달라지게 된다.

또한 이 세포들은 주기적으로 변환된다. 일정한 기간 동안 활동한 세포는 몇 달 또는 늦어도 1년 안에 체외로 탈락하고 새로운 성분들이 또 다른 세포를 만들어낸다.

한때 불량한 식생활을 영위해왔더라도 식습관을 바로 잡고 건강한 식생활을 영위하면 새 몸이 만들어진다는 의미이다. 이런 면에서 우리는 식탁 앞에서 항상 다음의 질문을 던져봐야 한다.

① "무엇을 먹을 것인가?"
② "어떻게 먹을 것인가?"
③ "얼마나 먹을 것인가?"

지금껏 우리는 우리의 질병을 국소적으로 바라보는 데 더 익숙해져 있다. 하지만 앞서 살펴보았듯이 우리의 질병은 대부분 전신에서 오는 것이며, 우리 인체를 구성하는 음식물의 종류와 섭취 방법의 중요성은 결코 간과해서는 안 되는 부분이다.

지금부터는 아미노산과 효소, 미네랄, 비타민 등에 대한 보다 심층적인 내용을 통해 영양 균형을 통한 건강을 추구하는 코엔미 건강법의 중요한 핵심을 이해해보도록 하자.

| CHAPTER 2 |

실크아미노산 (펩타이드)에 숨겨진 건강 비밀

실크 안에는
필수 아미노산
8종류를 포함하여,
현대인의 몸속에 잠재된
생활습관병에 큰 효과를 보이는
세린과 글리신,
파킨슨병을
예방하는 알라닌 등
18종의
천연 아미노산이
풍부하게 함유되어 있다.

1. 21세기는 아미노산 시대다

아미노산이란 단백질을 이루는 화학적 구성요소들이며, 단백질은 아미노산이 사슬처럼 연결되어 만들어진 것이다. 이 아미노산은 단백질을 만들어내는 가장 중요한 부품이자 단백질 구성의 중심이며, 이들 아미노산이 적절한 비율로 알맞게 존재하지 않으면 단백질이 형성되지 않는다.

아미노산이란 것이 얼마나 중요한지 알기 위해선 단백질의 중요성을 알아야 한다. 단백질은 모든 살아있는 생물의 기본골격을 이루는 중요한 물질이다.

단백질은 생명 유지에 없어서는 안 될 성분 중 하나이다. 단백질은 물 다음으로 체내에 많은 성분으로 근육, 인대, 손톱, 머리카락, 담즙과 소변을 제외한 체액, 선 등의 구성성분이며 뼈의 성장에 필수적이다.

효소, 호르몬, 유전자는 여러 종류의 단백질로 이루어

진다. 또한 이 단백질이 합성되기 위해선 반드시 아미노산이 적절한 비율로 존재해야만 한다.

아미노산이 결합되어 만들어내는 단백질은 5만 가지가 넘으며 효소 또한 2만 가지가 넘게 만들어낸다. 아미노산이 없이는 우리 몸의 세포 생산과 다양한 생체 기능이 불가능해지는 것이다.

그런데 여러 연구에 의하면 아미노산은 단순히 단백질을 구성해 우리 몸의 구조만 이루는 게 아니라, 다양한 질병의 발생과 진행을 억제하는 예방에도 영향을 미치고 있다고 한다.

최근에 발표된 유명희 박사의 단백질 연구가 그 한 예이다. 근래 들어 대부분의 질병이 단백질 기능에 문제가 생기면서 발생한다는 사실이 밝혀지면서 전 세계 생명과학자들은 인간게놈프로젝트 이후의 새로운 표적을 단백질로 보고 있다.

생명과학의 시대에 보물섬으로 꼽히는 단백질을 찾아나선 유명희 박사 역시 한국인에게 자주 발생하는 질병인 골다공증, 당뇨, 동맥경화, 치매의 원인이 되는 단백질을 발굴해 내고 이것이 신약 개발로 이어지도록 원인 단백질의 구조와 기능을 밝혀내는 연구를 진행 중이다.

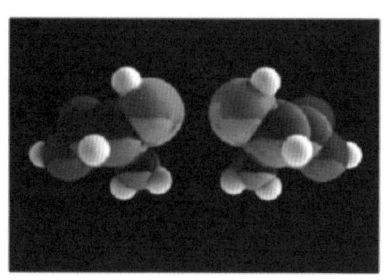

아미노산의 키랄 구조. 분자량과 분자식은 동일하지만 성질은 판이하게 달라진다. 예를 들어 L형 발린은 저알부민혈증 개선치료제에 쓰이지만 D형 발린은 농약, 살충제 원료에 쓰인다.

아미노산의 활용분야

맛 기능
조미료, 감미료, 쓴맛, 신맛

영양 기능
사료첨가제, 영양제, 피로회복제, 강장제, 화장품, 스포츠드링크, 곡물가공제품, 동물세포배양원료, 발효배지원료

생리 기능
각종 치료제-간염, 위궤양, 항바이러스, 항생제, 파킨슨병, 백혈구감소증, 제산제, 당뇨, 혈압강하 등

기타
계연활성화, 머리염색제, 제초제, 항곰팡이제, 보습제, 빵의 발효제, 수질정화 및 응집, 토지개량, 생분해성 수지, 도료 원료, 흡수성 수지

*출처 - 사이언스

현재 '단백질 접힘' 분야에 대한 연구로 세계의 주목을 받고 있는 유 박사는 1995년 단백질 접힘에 문제가 생길 경우 질병이 발생한다는 사실을 세계에서 처음으로 밝힌 실험 논문을 '네이처 구조생물학'에 발표한 것이 그 시작이었다.

그에 의하면 단백질 구조는 긴 사슬처럼 연결된 아미

노산이 용수철 모양으로 말리거나 접히면서 공 모양의 입체구조가 되어야 생물학적 기능을 수행하는데 여기서 단백질을 연결하는 아미노산, 나아가 단백질의 입체 구조가 흐트러지면 질병에 걸린다는 것이다.

나아가 단백질은 자신만의 3차원 구조와 기능을 갖고 있고 뭔가 새로운 것을 알게 됐다고 확신하는 순간 또 다른 단백질이 나타난다고 한다.

지금까지 밝혀진 단백질의 기능은 미미한 수준이어서 앞으로 단백질 연구가 생명연장의 비밀을 밝혀내는 행위 그 자체가 될 것이다.

최근 미국은 물론 일본을 비롯한 대만 태국 등 아시아 시장에서 아미노산 열풍이 불고 국내에서도 아미노산을 활용한 식품들이 늘어나고 있는 것은 단백질이 우리의 생명과 건강에 지대한 영향을 끼치기 때문이다.

다음은 유명희 박사 외에도 많은 학자들이 아미노산에 대해 밝혀낸 다양한 새로운 사실들이다.

● 폴 브레넌(Paul Brennan) 박사(세계보건기구(WHO) 산하 국제암연구소)

"비타민B6와 메티오닌이 폐암 위험을 상당히 줄여주는 효과가 있다."

: 폐암환자 899명과 이들과 성별·나이가 비슷한 건강한 사람 1천770명의 혈액검사 자료를 비교분석한 결과 비타민B6와 메티오닌의 혈중수치가 가장 높은 그룹이 가장 낮은 그룹에 비해 폐암 발생률이 각각 56%와 48% 낮은 것으로 밝혀졌다.

● 시모무라 요시하루(일본 나고야공업대학 박사)

"운동 전후 분지쇄 아미노산(BCAA)을 섭취하면 운동으로 인한 근육의 손상과 근육통을 줄일 수 있다."

: 우리의 근육 조직은 약 80%가 단백질이고 그 단백질을 구성하는 것은 아미노산이다. 약 20종류에 달하는 아미노산의 대부분은 체내에서 효소 작용으로 합성되는데, 체내에서 합성되지 않고 식이로 섭취해야만 하는 필수 아미노산이 9종류 있다.

그 중 발린, 류신, 이솔류신은 그 구조 특성상 '분지쇄 아미노산(branched chain amino acids:BCAA)' 이라 불리는데, 이것은 근단백질을 만드는 필수 아미노산의 약 35%, 식품에 포함된 아미노산의 약 40~50%를 차지한다.

아미노산들이 대부분 간에서 대사되는 것과 달리 분지쇄 아미노산은 골격근에서 대사된다는 것이 밝혀졌다. 이는 이 분지쇄 아미노산이 운동 시에 골격근에서 분해되어 에너지원으로 이용된다는 뜻이다.

최근 인체 대상 실험 결과 이 분지쇄 아미노산을 운동 전후에 섭취하면 근육의 손상과 근육통을 줄일 수 있는 것으로 확인됐다.

● 박태선(연세대학교 식품영양학과 교수)

"현재 건강기능식품 공전에 등재된 32가지 성분 중 아미노산은 영양보충용 식품으로 인정받고 있다. … 나아가 아미노산은 건강기능식품의 원료 또는 감염, 선천성 대사 질환, 외상, 장기 이식, 항암 치료 등의 질병 치료 보조제로서의 이용 가능성까지 전망되고 있다."

: 최근 아미노산이 영양의 범주를 벗어나 다양한 생리

활성 물질로 논의되고 있다. 현재까지 밝혀진 필수 아미노산인 이소류신, 류신, 리신, 페닐알라닌, 메티오닌, 트레오닌, 트립토판, 발린, 히스티딘 외에 아르기닌, 아스파라긴, 시스테인, 글리타민, 티로신, 프롤린 등도 잠정적인 필수 아미노산으로 꼽히는데, 이는 각각의 아미노산이 각종 질환을 예방하고 치유하는 효과를 가지고 있음이 속속 발견되고 있기 때문이다.

- ▶ 아르기닌 : 신장 및 간의 질병과 조산아 출생 예방 및 치료, 감염 환자 및 외상 환자의 면역 활성 증강
- ▶ 아스파라긴 : 조기 이유(離乳) 치료
- ▶ 시스테인 : 조산아와 시스타치오닌 신타제 결핍증 치료
- ▶ 글리타민 : 심한 스트레스 및 패혈증 치료
- ▶ 티로신 : 조산아와 페틸케톤뇨증 치료
- ▶ 프롤린 : 아르기닌이 제한될 때 아르기닌 절약

나아가 포화지방산이나 콜레스테롤 등의 지질 섭취량뿐만 아니라 식이 내 아미노산 조성이 얼마나 잘 되는가 그렇지 않은가가 체내 콜레스테롤 대사 및 동맥경화 지

표에 영향을 미치는 것으로 나타났다.

● 히로유키 하야시(아지노모도 아미노산 부문)

"일본에서 아미노산이 본격적으로 알려지기 시작한 것은 2001년 후지TV를 통해 「아미노산의 다섯 가지 힘」이 방영된 이후부터다. 당시 프로그램에서는 아미노산이 △스태미너 강화 △지방 연소 △피부 재생 △집중력 증강 △면역 시스템 강화 등 5가지 기능을 갖고 있다고 소개했다."

: 이 프로그램이 방영된 뒤 "아미노산이 뭐지? 조미료인가?" 했던 많은 일본인들이 아미노산의 이로움을 이해하기 시작했고, 일본 아미노산 시장도 방영 이후 두 배 이상의 급성장세를 보였다. 특히 일본인들이 주목한 것은 분지쇄 아미노산이었다. 이 아미노산의 기능은 다음과 같았다.

▶ 단백질의 합성 촉진
▶ 근 단백질을 구성
▶ 뇌로 유입되는 트립토판 억제

- ▶ 근육의 에너지 소스 생성
- ▶ 글루코스-알라닌 사이클의 관여

이러한 기능들로 인해 이 분지쇄 아미노산은 신체의 근육을 발달시키고 운동 후 피로를 회복시키며 운동 지구력을 개선하는 효과를 나타낸다. 현재 일본 시장에는 '아미노 밸류'(오츠카) '아미노 서플리'(기린비버리지) '아미노 시키'(산토리) 등등 다양한 아미노산 공급 음료가 나와 있는데, 일본의 추세에 이어 한국, 대만, 태국 등 다른 아시아 국가에서도 음료 등을 중심으로 아미노산 공급 식품이 붐을 일으키고 있다.

비타민의 기능에 대해 잘 알고 있는 사람들은 20세기를 '비타민의 시대'라고 말한다. 이제 우리는 사람들로 하여금 아미노산에 대해서도 더 깊이 이해하도록 하기 위해 가능한 모든 노력을 기울일 것이다. 21세기는 '아미노산의 시대'가 될 것이다.

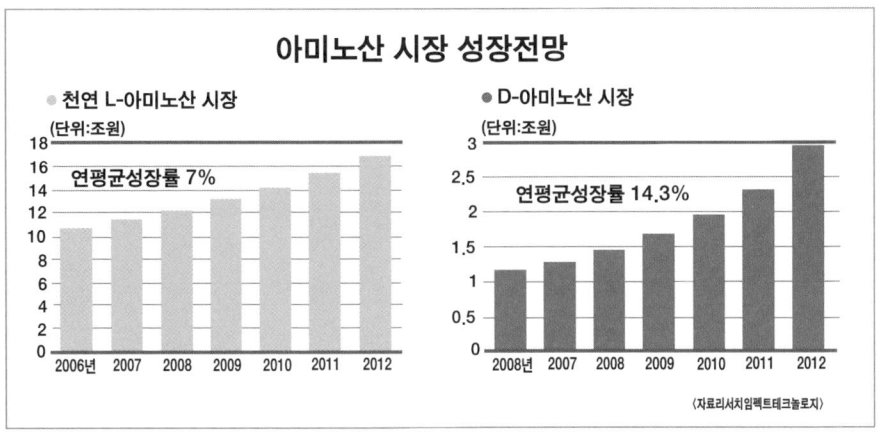

● 이상호(한국식품정보원 대표)

"현재 아미노산 업계는 아미노산을 다량 첨가하고도 식이섬유 보충용 제품으로 선회하는 등 아미노산의 생리 활성 기능을 충분히 활용하지 못하고 있다. 이러한 문제를 해소하기 위해 우선 정부는 과학적인 근거를 토대로 한 아미노산의 효능 강조 표시 확대를 검토해야 한다. 업계 역시 △보다 적극적인 소비자 홍보를 강화하는 동시에 △아미노산 기능 강조 표시 확대를 위한 지속적인 의견 제기 △아미노산의 기능을 제대로 발휘할 수 있는 과학적인 제품 개발 의지를 가져야 할 것이다."

: 현재 국내에서 사용되고 있는 전체 아미노산은 사료 2만8000톤, 의약품 550~600톤, 식품 60톤 규모이다. 이 중 식품에서 아미노산이 이용되는 현황을 살펴보면 스포츠, 근육 강화 등의 기능을 강조한 영양보충용 식품 소재거나 다이어트, 성장 관련 건강기능식품의 보조 소재로 사용되다가, 최근 스포츠 음료, 다이어트 음료 등 아미노산의 활용 범위가 증가하는 추세다.

또한 갈수록 기능 성분 강화의 정도나 마케팅 방식, 소비자 의식 수준이 높아지고 있으며 '건강기능식품에 관한 법률'에서도 아미노산을 영양보충용 제품으로 인정하고 있는 만큼 앞으로 전반적인 식품 부문으로 확대될 것으로 전망된다.

그러나 아미노산이 영양보충용식품으로 인정받기는 했지만 단순 영양 보충 이상의 표시를 할 수 없어 개발이나 마케팅에 장애 요인이 되고 있다는 점은 아쉽다.

2. 필수아미노산 부족이 불치병을 불러온다

단백질과 아미노산에 대한 관심이 뜨거워지면서 한층 주목받는 것이 있다. 바로 우리 몸에 꼭 필요하며 부족 시 많은 문제를 일으킨다고 알려진 필수아미노산이다.

아미노산의 종류는 총 20종으로 그 중에 몇몇 개는 신체 내에서 합성이 불가능하다. 아미노산의 약 80% 정도는 간에서 합성되지만, 나머지 20% 정도는 반드시 음식으로서 섭취되어야 하는 것이다.

이처럼 음식을 통해 얻어야 하는 아미노산을 필수아미노산이라 부르는데, 트립토판(Tryptophan), 발린(Valine), 트레오닌(Threonine), 이소루신(Isoleucine), 류신(Leucine), 리신(Lysine), 페닐알라닌(Phenylalanine), 메트로닌(Methionine) 등이 있다. 알라닌(Alanine), 아르기닌(arginine), 아스파라긴(asparagine), 시스틴(cystein), 글루

타민(glutamine), 글리신(glycine), 프롤린(proline), 세린(serine), 타우린(taurine), 티롭신(tyrosine) 등은 체내에서 합성 가능한 비필수 아미노산이다.

필수아미노산은 음식 섭취에 문제가 생겨 이 중에 단 하나라도 빠지면 단백질의 합성이 이루어질 수 없는 것은 물론, 호르몬 분비 이상과 항체 및 면역력이 저하되어 빈혈, 당뇨, 콜레스테롤, 관절염, 치매 등 각종 성인병의 원인이 된다.

예로 헤모글로빈이 부족해 혈액의 산소 운반량이 부족해지면 세포가 활력을 잃고 노폐물 배설이 어려워짐으로써 신진대사능력이 떨어지게 된다. 이는 혈액의 혼탁을 낳아 전신 건강을 위협하게 된다.

또한 콜라겐이 부족하면 피부와 근육이 약해지고 힘을 쓸 수 없게 되며 호르몬 대사에 이상이 생긴다. 심장과 두뇌, 신장, 간장도 모두 아미노산의 결합에서 시작되는 만큼 이 부분에서 균형이 깨지면 건강을 잃게 된다.

즉 기본적인 건강을 지키기 위해서는 질 좋은 필수아미노산을 충분히 섭취해 주어야 하는데 현실적으로 우리가 매일 같이 균형 잡힌 아미노산 비율을 맞춘 식사를 하고 있는지 되짚어보지 않을 수 없다.

* 필수아미노산 1일 필요량

(FDA/WHO 에너지 단백질 합동위원회 권장 1일 최소 필요량)

필수아미노산	필요량(mg/몸무게 1kg/1일)		
	성인	어린이	유아
히스티딘	0	0	28
이소류신	10	30	70
류신	14	45	161
라이신	12	60	103
메티오닌 + 시스틴	13	27	58
페닐알라닌 + 티로신	14	27	125
트레오닌	3.5	4	17
트립토판	7	35	87
발린	10	33	93

많은 사람들이 육류를 많이 먹으면 아미노산 섭취가 충족된다고 생각한다. 하지만 육류는 아미노산을 제공하는 대신 성인병을 발생시킨다는 단점이 있다.

육류는 100% 단백질로 이루지지 않은 데다 그 안에 포화지방산과 콜레스테롤 기름 성분이 많아 만족할 만한 양질의 필수 아미노산을 섭취할 수 없다.

그렇다면 콩이나 기타 채소들은 어떨까? 하지만 콩이나 채소에는 육류에 비해 필수 아미노산 함유량이 현저하게 떨어진다. 그렇다면 이런 만성 아미노산 부족을 이겨낼 수 있는 방법은 없는 것일까? 바로 그 비밀을 실크 아미노산에서 찾아보도록 하자.

* 단백질이 지나쳐도 문제다

단백질과 아미노산은 인체에 중요한 물질임은 분명하다. 하지만 과량의 단백질 섭취가 최선은 아니다. 단백질 섭취가 과다해지면, 단백질 대사에 의한 노폐물(암모니아)을 만들어 이를 해독하는 간과 신장에 부담을 주게 된다.

지나친 단백질 섭취가 구역감과 두통 등을 불러오기도 하며, 체내에 암모니아가 축적되면 뇌염이나 간 기능 상실 등을 초래하고, 요소가 축적되면 신장염과

허리의 통증을 유발한다. 따라서 단백질 섭취 또한 적절한 양을 고수하고 더불어 단백질 소화와 대사에 필요한 효소와 미네랄, 비타민 등의 섭취에도 게을러서는 안 될 것이다.

3. 실크아미노산에 포함된 18가지 아미노산의 효능

　신진대사가 활발한 사람들이나 스트레스가 심한 사람들은 증가된 단백질 요구량을 충족시키려면, 평소 보다 더 많은 단백질을 충분한 식사를 통해 얻어야 한다. 하지만 바쁜 생활 속에서 꼬박꼬박 식사 하기가 쉽지 않을뿐더러 식사량이 많아지면 동시에 포화지방, 나트륨, 단당류, 콜레스테롤과 같은 바라지 않는 영양소들의 섭취량도 늘어나게 된다.
　때문에 아미노산을 얻는 더욱 효율적이고 간편한 방법인 보충식품을 택하게 되는데, 여기서 명심할 것은 모든 필수아미노산이 아닌 한 종류(예를 들면 라이신)의 아미노산만 과도하게 섭취해서는 안 된다는 것이다.
　다양한 필수 아미노산을 포함하지 않은 한둘 정도의 아미노산을 지나치게 섭취하면 심각한 결핍 현상과 부작용을 초래할 수 있다. 즉 좋은 단백질 식품이란 여러 아미노산이 골고루 들어 있는 식품이라고 할 수 있는데, 필수아미노산과 비필수아미노산의 균형을 가장 훌륭하게 갖추고 동시에 필수아미노산을 8가지나 포함한 식품이 바로 신 아미노산 물질로 불리는 실크이다.

실크는 누에고치에서 나오는 것으로써, 누에고치의 주성분이 피부로인(Fibroin)과 세리신(Sericin)이라는 단백질 100%로 구성되어 있다.

또한 실크에는 천연 아미노산 18종이 완벽하게 포함되어 있어서 누구에게나 효과적인 아미노산 보충 효능을 발휘하고 있다.

실크아미노산이 본격적으로 주목받게 된 것은 일본의 히라바야시 박사의 노력 덕분이었다. 동경 농공대학 명예교수 히라바야시 기요시는 무려 반세기 전부터 누에고치에 관한 연구를 시작했다. 그가 처음 누에고치 연구를 시작한 것은 견직물이 합성섬유의 물결에 밀려 퇴보의 길을 걷는 것에 대한 안타까움이었다.

평생을 누에고치 연구에 바쳐온 그는 일본의 양잠업이

쇠퇴하는 것을 막기 위해 누에고치의 식품화에 몰두하게 되었고, 그 과정에서 그는 오랜 의학서들에서 뽕잎을 먹고 자란 누에 번데기와 숫나방이 훌륭한 한약재라면 누에가 뿜어낸 액체가 만들어낸 누에고치야말로 훌륭한 한약재일 것이라는 믿음 하에 연구를 진행했으며, 그 결과 실크야말로 양질의 단백질 덩어리, 아미노산의 보고임을 밝혀냈다.

실크 안에는 필수 아미노산 8종류를 포함하여, 현대인의 몸속에 잠재된 생활습관병에 큰 효과를 보이는 세린과 글리신, 파킨슨병을 예방하는 알라닌 등의 18종의 천연아미노산이 풍부하게 함유되어 있다.

* 실크아미노산 18종의 효능들

NO	성분	기능
1	알라닌	간 기능 강화, 콜레스테롤 저하, 알코올 분해 촉진
2	글리신	고혈압 예방, 뇌졸중 예방, 면역 촉진, 뇌 기능 원활
3	세린	인슐린 생산 촉진, 콜레스테롤 저하, 간 기능 강화, 혈당 저하
4	프롤린	관절 건강 유지(연골 재생 촉진), 건강한 피부 유지
5	글루타민산	뇌의 원료, 정신력 유지
6	아스파라긴산	피로회복, 간 보호 효과, 체내 독소 제거, 숙취 해소
7	트레오닌	어린이 성장발육, 지방간 방지, 면역 촉진
8	시스틴	인슐린 생산 촉진, 콜레스테롤 저하, 간 기능 강화
9	메치오닌	간 기능 강화, 피로 방지, 탈모 방지
10	발린	두뇌 활동 촉진, 정서 안정 유지, 근육 활동 강화
11	이소루신	헤모글로빈 합성, 에너지 생성 관여, 성장 강화
12	루신	헤모글로빈 구성 요소, 고혈당 방지, 피부 재생 촉진
13	티로신	기분전환 효과, 체지방 분해 촉진
14	페닐알라닌	식욕 조절, 관절염 통증 완화
15	히스티딘	성장 필수 요소, 적혈구 생성, 소화 관여
16	리신	성장과 소화에 관여
17	아르기닌	면역 촉진, 콜라겐 합성에 관여, 간경화 예방, 지방간 예방
18	트립토판	불면증 치료, 스트레스 완화, 성장호르몬 분비 촉진

실크아미노산의 효능은 사실 어제 오늘의 일이 아니다. 당뇨환자들은 누에고치를 달여서 먹었는데 누에고치

는 고분자의 섬유질이라 소화 흡수가 잘 되지 않고 먹기도 역한 식품이었다. 이 부분만 개선하면 당뇨병 환자에게 최상의 약재라는 점을 알면서 그 이상은 섭취할 방법을 찾지 못하고 있었던 것이다.

  그러나 히라바야시 박사의 실크 연구가 계속 진행되면서, 실크 성분을 이용하여 영양학적으로 뛰어나고 섭취와 흡수도 훌륭한 상태로 변환하는 것이 가능해졌다. 일반 실크는 아무리 먹는다고 해도 섬유 상태이기 때문에 체내에서 소화, 흡수가 되지 않지만, 실크 섬유 단백질을 가수분해하여 흡수하기 쉬운 상태로 만들면 10분~20분 내에 무려 90% 이상의 소화 흡수율을 보이게 된다.

  이제 실크아미노산은 하루에 필요한 가장 기본적이고 중요한 단백질은 물론, 세포의 개선을 통해 우리 몸과 생명의 장기적인 활력을 불어넣을 수 있는 천연아미노산의 제왕이라고 해도 과언이 아니다.

4. 실크아미노산, 이것만은 꼭 알아보자

Q : 아미노산이 어떻게 혈중 콜레스테롤 농도를 억제해서 고혈압이나 뇌졸중을 예방하는지 그 과정을 알고 싶습니다.

A : 고혈압과 뇌졸중은 기본적으로 콜레스테롤 문제입니다. 우리 몸의 혈액 중에 콜레스테롤이 많아지면 그 찌꺼기가 혈관 벽에 부착되어 혈관이 좁아지고 딱딱하게 굳으면서 정상적인 혈액의 흐름이 차단되는 것입니다. 이 때문에 혈압이 오르게 되면 그것이 고혈압으로 발전하는 것입니다.

○ 고혈압으로 인해 대동맥이 막히면 동맥경화증,
○ 고혈압으로 인해 뇌동맥이 막혔을 경우 뇌출혈, 뇌경색,
○ 고혈압이 관상동맥에 나타나면 협심증, 심근경색을 유발

이때 아미노산 성분 중에 혈중 콜레스테롤 수치를 저하시키는 글리신이라는 아미노산이 도움이 됩니다. 다양한 실험 결과 글리신은 콜레스테롤 수치를 낮추는 효과가 입증되었고, 그 외에 세린이라는 아미노산 또한 콜레스테롤 수치를 낮추어 고혈압, 뇌졸중, 동맥경화, 협심증 등을 예방하는 효과가 있습니다.

Q : 아미노산이 간 기능 강화를 통해 피로 회복, 숙취 해소 등에 효과를 보인다는데 사실인가요?

A : 우리 몸에 피로가 쌓이거나 스트레스를 받거나 술을 먹게 될 경우 간에서는 이를 해소하기 위해 글리코겐을 다량 사용하게 됩니다. 그런데 이런 피로와 스트레스, 음주가 계속 누적될 경우 글리코겐 자체도 피로가 누적되고 스트레스를 받아 양이 부족해집니다. 그 때문에 해독되지 못한 독소들이 그대로 쌓이면서 간 기능이 나빠지는 것이지요.

이렇게 간 글리코겐이 부족해질 때 구원병이 되는 아미노산이 바로 알라닌입니다. 알라닌은 글리코겐으로 즉

시 전환되어서 간을 회복시키는 기능을 하기 때문입니다. 따라서 피로가 누적된 사람, 스트레스에 시달리는 이들, 성적과 공부에 매달리는 수험생, 육체적 피로가 심한 운동선수, 그리고 질병 치료나 수술 후 빠른 시간 내에 원기 회복이 필요한 사람, 과음으로 인해 숙취가 잦은 사람에게는 알라닌 성분이 풍부한 천연 아미노산을 섭취할 필요가 있습니다.

Q : 아미노산이 유아, 아동기 아이들의 성장 발육과 두뇌 발달에 좋은 이유는 무엇입니까?

A : 성장기 유아 및 아동들은 하루가 다르게 자랍니다. 신장과 몸무게는 물론, 몸 전체가 빠르게 성장하고, 그 성장률만큼이나 우리 몸의 뼈대를 이루는 단백질과 아미노산의 요구량도 증가하게 됩니다.

통계에 의하면 성장기에 있는 유아와 아동들은 성인에 비해 5배~10배 이상 아미노산이 필요하다고 합니다.

따라서 아미노산 섭취를 충분히 하는 동시에, 아미노산 중의 라이신과 트레오닌을 통해 성장 발육을 촉진하면 성장 발달에 큰 도움이 됩니다. 또한 발린이라는 아미노산은 성장기 아이들의 두뇌 발달을 촉진하는 기능을 합니다.

Q : 아미노산이 폐경, 골다공증, 관절염 예방과 개선에 어떤 영향을 미치나요?

A : 중장년기 여성들의 질병 예방을 위해 가장 필요한 성분이 바로 칼슘과 철분입니다. 이 두 성분은 골다공증, 폐경 등에 절대적으로 필요한 성분이지요.

  ○ 칼슘 부족 시 : 골다공증, 혈압상승, 정신불안정, 근육경련
  ○ 철분 부족 시 : 빈혈, 혈액순환 장애

그런데 음식으로 섭취하는 칼슘 및 철분 식품들은 소화 과정에서 섭취가 어렵습니다. 아무리 칼슘과 철분을 많이 먹어도 이것이 아미노산과 결합해 분해가 진행되지 않으면 체내 흡수 자체가 어려운 것입니다. 이때 각종 아미노산들이 몸 안에 충분하다면 칼슘과 철분을 만나 이

역할을 수행함으로써 체내 철분 및 칼슘량이 증대해 골다공증 및 관절염 등을 예방할 수 있게 됩니다.

Q : 노인성 치매 예방에 아미노산이 좋은 이유는 무엇인가요?

A : 노인성 치매는 '베타 아밀로이드'라는 물질이 체내에 침착되어서 신경에 나쁜 영향을 미치면서 발생합니다. 이 노인성 치매에 걸리면 기억력과 판단력, 방향 감각을 잃게 되고, 인격 장애로 주변 사람들에게도 고통을 안겨주게 됩니다. 그런데 아미노산 중 티로신이라는 성분이 베타 아밀로이드 물질을 제거하는 데 큰 효능을 발휘합니다. 현재 이 티로신은 의료계에서 노인성 치매의 치료제로 이용되고 있습니다.

Q : 아미노산은 피부 미용에는 어떤 작용을 합니까?

A : 우리 몸은 총 5조 개의 세포로 구성되어 있습니다. 또한 이 세포들은 제각각 아미노산의 결집체로 세포막

또한 아미노산 성분입니다. 최근 콜라겐 화장품이 유행입니다. 우리 피부 세포의 건강과 탄력은 이 아미노산 중에 진피 층의 콜라겐이라는 교원 단백질 성분이 좌우하게 됩니다. 따라서 콜라겐이 함유된 천연 아미노산을 섭취하거나, 콜라겐이 첨가된 화장품을 피부에 바르면 탄력 있고 건강한 피부를 유지할 수 있습니다.

Q : 스테미너와 아미노산은 어떤 관계가 있습니까?

A : 스테미너는 신진대사의 활력과 호르몬의 증가와 비례합니다. 남성 호르몬의 70%가 아미노산의 결합인 단백질로 이루어져 있으며, 아미노산 중에 아르기닌이 스테미너와 신진대사 활력을 북돋아줍니다.

| CHAPTER 3 |

생명의 균형 효소, 내 몸을 지킨다

몸에 효소가
풍부하면
생명 에너지와 면역력이
커지면서 수명이 늘고,
반대로 이 정해진 양의
효소가
지나치게 소비되면
생명 에너지가 고갈되어
수명이 줄어든다.
결국 몸 안에서 만들어지는
효소의 양이 감소되기 때문이다.

1. 생명의 촉매제 역할을 하는 효소

　효소는 '생물의 세포 내에서 생성되는 단백질성 촉매들의 총칭'이라고 할 수 있으며, 음식물의 소화 및 인체의 생명 유지에 중요한 역할을 담당하는 단백질의 일부다. 단백질은 인체 내에서 운반과 저장, 촉매 역할 등을 하게 되는데, 이 중에 생체 촉매 역할을 수행하는 것이 바로 효소다.
　이 효소가 '신이 내린 생명의 열쇠'라 불리는 이유가 있다. 우리 몸이 세포를 증식하고 골격을 늘리고 성장해가는 데 중요한 촉매 역할을 할 뿐 아니라 소화와 흡수, 세포를 교체하는 신진대사, 체내 독소 제거 등 무수히 많은 활동에 관여하기 때문이다.

　첫째, 효소의 역할은 우리가 음식물을 통해 얻는 영양소를 작게 분해해 간이나 근육에 저장하고 새로운 조직,

신경세포, 뼈, 피부, 선조직 등을 만들어내는 것이다. 우리 몸의 모든 생화학을 담당하므로 비타민도 미네랄도 호르몬도 이 효소 없이는 아무 기능도 할 수 없다.

둘째, 효소는 소화를 왕성하게 도와 우리 몸의 독소를 제거한다. 대표적으로 소화 효소인 아밀라제, 프로타제, 리파제가 이 역할을 하는데, 각각 탄수화물, 단백질, 지방 소화에 관여해 음식물이 잘 소화되도록 해서 우리 면역력의 중심이라고 할 수 있는 대장과 그 외에도 신장과 폐, 피부에 쌓이는 독소를 제거한다.

그리고 이 효소가 부족하게 되면 노화가 앞당겨지면서 질병에 걸릴 위험도 높아지게 된다. 건강하게 장수하려면 몸 안에 효소가 충분히 저장되어 있어야 하는 것이다.

노화를 방지하는 효소 연구 성공

몸 안에서 노화를 방지하거나 여성 호르몬을 생산하는 효소의 화학적인 구조를 국내 연구진과 미국 연구팀이 최초로 규명해냈다. 이 구조를 이용하면 노화를 억제하거나 여성 호르몬이 부족해 생기는 갱년기 여성병의 근본적인 치료제 개발이 가능할 것으로 보인다. 모 방송국 기자의 보도내용을 알아보자.

[리포트]

인체에는 화학 작용을 통해 몸에 꼭 필요한 물질을 생산하는 효소들이 존재한다. 이화여대 남원우 교수팀은 이 가운데 하나인 '시토크롬 P450'에 주목했다. 몸의 노화를 가져 오는 활성 산소를 원료로 오히려 생명 유지에 도움을 주는 화학 물질을 생산하기 때문이다. 특히 이 효소는 생체 내에서 노폐물을 배출하고 남성 호르몬을 여성 호르몬으로 변환시키는 역할도 한다. 하지만 이 효소가 몸속에서 화학 반응을 거칠 때 순간적으로 존재했다 사라지는 중간체의 화학

구조가 밝혀지지 않아 효소를 인공적으로 합성할 수 있는 방법이 없었다. 남 교수팀은 생체 모방 기술을 이용해 '시토크롬 P450'과 비슷한 구조를 지닌 화합물을 만들고 극저온에서 화학 반응을 유도했다.

[인터뷰 : 남원우, 이화여대 석좌교수]
"워낙 불안정한 물질이기 때문에 -60도까지 기온을 내렸다. 그 결과 중간체가 오랜 기간 존재할 수 있어 존재와 구조를 확인할 수 있었다."

[기자]
연구진은 이번 결과를 토대로 효소를 인공적으로 합성할 경우 노화를 늦출 수 있는 새로운 신약의 개발이 가능할 것이라고 밝혔다. 특히 여성 호르몬이 부족해 생기는 갱년기 질환의 치료나 여성상이 강하게 나타나는 남자들의 근본적인 치료도 가능할 것으로 보인다. 이 연구 결과는 남 교수와 해외 과학자들과의 공동 논문으로 세계적인 과학저널인 「사이언스」에 게재됐다. 출처/YTN 2005년 방송기사

최근 연구에 의하면, 효소 없는 먹거리를 먹는 사람은 효소를 충분히 섭취하는 사람의 2분의 1, 또는 3분의 1밖에 살 수 없다는 것이 밝혀졌다. 이는 효소가 우리 생명 활동에 지대한 역할을 미치는 것을 넘어 수명까지 결정한다는 것을 보여준다.

그런데 문제가 하나 있다. 우리 몸 안의 효소는 비타민이나 다른 물질처럼 체내에서 합성되는 것이 아니고 평생 동안 일정량만 분비된다는 점이다. 이렇게 정해진 양으로 분비되는 효소를 '잠재효소'라고 하는데, 효소 연구의 권위자인 에드워드 하우웰 박사는 "우리의 수명은 유기물 속에 잠재되어 있는 효소의 소모도에 반비례한다. 우리 몸에서 나오는 효소가 고갈될 때 우리의 생명도 줄어든다."고 말한 바 있다.

즉 몸 속의 효소 양이 풍부하면 생명 에너지와 면역력이 커지면서 수명이 늘고, 반대로 이 정해진 양의 효소가 지나치게 소비되면 생명 에너지가 고갈되어 수명이 줄어든다. 한 예로 노인들이 젊은 사람들에 비해 소화력이 떨어지고 면역기능이 저하되는 것도 나이가 들면 몸 안에서 만들어지는 효소의 양이 감소되기 때문이다.

이처럼 생물이 일생 동안 만들 수 있는 효소의 총량인 '잠재효소'가 다 소비되면 우리 몸의 생명도 끝나는 만큼 효소를 저축하는 마음으로 충분히 섭취하고 효소를 낭비하지 말아야 한다.

* 비타민과 단백질과 효소

효소의 가장 큰 특징 중에 하나는 다른 모든 영양소들의 대사활동에 막대한 영향을 미친다는 점이다. 한 예로 아미노산이 단백질을 구성하고 몸 각각의 생명 활동을 이끌어가려면 효소가 없이는 그 활동이 불가능하다. 비타민도 효소의 도움이 있어야만 우리 몸의 나쁜 활성산소를 중화해 우리 몸에 이롭게 작용한다. 비타민 C가 활성산소를 만나면 비타민 C의 수소 2개가 활성산소에 탈취당해 활성산소는 물 2분자로, 비타민 C는 산으로 변하여 배설된다. 특히 활성산소 중에는 독성이 강한 하이드록실 라디칼이라는 물질이 있는데, 우리 몸은 스스로 이 물질을 중화하는 효소를 가지고 있지 않다.

2. 몸을 살리는 효소요법

효소가 얼마나 중요한 물질이며 우리 몸에 어떤 영향을 미치는지에 대하여 효소과학의 대표적 석학이라 불리는 스즈끼 박사의 이야기를 살펴보자.

스즈끼 박사는 일본 대체의학 분야의 중요한 권위자로, 본래 현대의학에서 내과를 전공한 의사였지만 일찍이 현대의학의 한계를 느끼고 갈등 끝에 현대의학 의사 직을 버리고 대체의학을 연구하기로 결심한다.

이후 그는 홋카이도, 삿포로에서 효소 식품 하나로 질병을 치료하는 클리닉을 열고 오랜 연구와 치료를 거쳐 일본 대체의학계의 중요한 존재가 되었다.

당시 그가 내놓은 놀라운 실험 결과는 효소와 연관된 것이었다. 클리닉을 운영하면서 다양한 질병을 가진 환자 3,000명을 대상으로 자신의 효소요법을 실험했고, 그 결과에 대해 이렇게 술회했다.

"병별로 보아 몇 퍼센트의 사람이 효소 섭취로 치유되고 있는가를 조사했는데, 두통, 기관지 천식, 위하수, 저혈압, 빈혈은 100%, 어깨 결림 97.7%, 변비 93.9%, 위염 92.5%, 비만증 91.6%로서 이들 병에 효소가 놀라운 효과가 있음을 발견했다.

이어서 심부전, 습진 90%, 신장병 87.5%, 당뇨병 84.2%, 간장병 83.3%로서 이들에게도 훌륭한 효과가 있었다. 더구나 효소는 약이 아니고 식품이므로 생체의 자연 치유력을 강화하도록 작용한다. 따라서 현대 의약품과 같은 부작용은 일체 없다."

이어 스즈끼 박사는 의학계를 들썩이게 할 만한 다음과 같은 놀라운 치유율을 발표했다.

> **＊효소 요법을 통한 질병 치유율**
>
> ▶ 기관지 천식, 저혈압, 위하수, 빈혈, 두통 : 100% 치유
> ▶ 신부전, 위염, 장염, 비만, 변비, 견비통, 습진 : 90~99% 치유
> ▶ 당뇨병, 간장병, 신장병 : 80~89% 치유
> ▶ 관절 류머티즘, 고혈압증, 폐결핵 : 70~79% 치유

　효소는 신진대사 회복에 중요한 물질인 만큼 효소 부족으로 인한 면역 시스템의 파괴로 인한 각종 질병에도 좋은 결과를 가져올 수 있다. 한 예로 자기면역질병 치유가 있다. 자기면역질병이란 면역계의 이상 때문에 발생하는 질병으로 근무력증, 크론씨병, 다발성 경화증 등을 뜻한다.

　이 질병들은 면역체계를 이루는 세포들이 자기 세포를 적으로 착각해서 공격하면서 생겨나는 것임에도 현대의학에서는 이를 대증요법으로 치료하는데, 이는 '증상 지연'에 불과하다. 면역력 회복이라는 근원적 치유 없이는 약을 끊는 순간 증상이 얼마든지 재발할 수 있기 때문이

다. 반대로 이때 효소를 대량 투여하는 방법으로 좋은 예후를 찾아볼 수 있다. 또 한 사람의 효소 대가인 모리타 박사의 실험도 중요하다.

모리타 박사는 1915년 북해도에서 출생해, 북해도 대학 의학부 졸업한 뒤 꾸준한 연구를 통해 효소 연구 중 임상이론면의 1인자가 된 의학자이다. 그는 2만5천 명을 대상으로 효소요법을 실행했고 그 임상효과 사례를 발표했는데, 그 결과는 다음과 같았다.

* 모리타 박사의 효소요법 임상 결과

병 명	환자 수(명)	탁월함 (%)	효과 있음(%)
위십이장궤양	2,517	60	20
통풍	643	55	20
만성변비	1,495	55	20
무찌우찌증	1,923	55	20
자율신경실조증	2,189	50	20
간장병	2,069	40	20
신경통	2,121	45	20
류마치스	1,983	45	20
폐결핵	1,074	55	15
천식	1,937	45	15
고혈압	2,053	45	15
기타	5,278	60	20

▶ 기타병명 : 허약체질, 냉증, 동맥경화, 저혈압, 심장병, 백내장, 녹내장, 중풍, 당뇨병, 이상체질, 피부거침, 기미, 여드름, 인후염, 결막염, 소아마비, 간질, 근수축종, 복막염, 무좀, 기관지염, 폐염, 급만성신염, 구내염, 편두염 등

▶ 대다수 질병시 효소를 꾸준히 마시면 60~80%이상 효과가 있음

▶ 체내에 효소가 균형 있게 작용하면 신진대사가 활발해져서 건강과 미모를 유지

▶ 우리 몸의 115종류의 병이 효소 이상이나 효소 부족 상태가 지속될 때 발생함

그렇다면 언뜻 효소와는 큰 관계가 없어 보이는 질병들에서도 무려 80% 가량이 효소요법으로 효과를 본 이유는 무엇일까?

관절염과 요통을 보자. 효소요법의 견지에서 보면 이 질병은 단순한 관절의 문제가 아니라 극심한 소화불량의 여파가 전신으로 파고들어 생기는 것이다. 아미노산으로 분해되지 못한 질소 잔류물이 장내를 부패시켜 위산 및

산화물질을 만들어내고, 이것이 전신으로 퍼져 통증을 일으키는 근수축을 불러오는 것이다. 이때 효소 건강기능식품과 과일과 야채 섭취를 늘리면 혈액의 독소가 중화되고 소화가 원활해져 장내 부패가 줄어들면서 통증이 사라지게 된다.

두통도 마찬가지이다. 두통은 여러 요인이 있으나 그중에 가장 큰 것은 오염된 혈액으로 인한 장내 오염이다. 장이 오염되면 가스가 차고 내압이 증가하게 되는데 이것이 전신으로 퍼지면 두통을 불러오는 것이다. 두통 환자들 중에 많은 수가 어깨 결림, 식욕부진, 트림, 변비 등을 동반하는 것도 이런 이유 때문이다.

이때 효소를 일정량 투여하면 장의 독소 배출과 동시에 혈액의 오염을 막아 이로 인한 전신 통증, 나아가 두통을 다스릴 수 있게 된다. 비단 장내 오염뿐만 아니라 위장에 문제가 생기는 위장장애도 비슷한 기전으로 치료될 수 있다.

미주 지역의 선진국에서 진행한 연구 결과도 마찬가지로 효소요법이 잘못된 면역체계를 재조립하고 독소를 배출하면서 본래의 면역체계를 찾아가도록 돕는다는 것을 밝혀낸 바 있다.

당뇨병의 경우 혈당에 문제가 생겨서 발생하는 병이지만 근원적으로는 효소 부족과 장내 부패가 큰 원인이라고 알려져 있다.

이 경우는 당뇨병에 치명적인 고단백·고지방 식품을 멀리하고, 과일과 야채를 많이 섭취하면서 장내 부패를 막는 효소를 충분히 먹어주면 증진 효과를 볼 수 있다. 다만 대증치료의 화학약제인 혈당강하제를 중지해야 우리 몸도 자기 힘으로 당뇨를 극복할 수 있다.

나아가 우리가 가장 두려워하는 질병 1위인 암에서도 마찬가지다. 암 치료에 효소를 이용하는 방법은 물론, 효소 자체에 암 예방에 탁월한 기능들이 적지 않다. 암이 발생하는 이유에 '식이섬유와 효소 부족'이 첫째로 손꼽히고 있기 때문이다.

나아가 잠재효소의 과용으로 몸의 노화가 촉진되는 것 또한 암을 발생시키는 원인이 되며, 소화 효소의 부족으로 생겨난 암모니아 질소 대사물 또한 강력한 발암물질인 니트로소아민 등을 만들어내게 된다.

따라서 효소를 적절히 섭취해 대사를 원활히 해서 독

소를 배출하고 노화를 방지하는 것 역시 암을 예방하는 중요한 방법이 된다.

3. 화식을 피하고 날것을 먹어라

일본 대체의학의 또 한 사람의 권위자인 쓰루미 다카후미에 의하면 "병의 모든 원인은 음식에 있다."고 한다. 다카후미 선생이 각종 난치병 치료에 면역력을 강화시키는 영양학적 치유를 권고하고 있는 것도 그 때문이다. 또한 그는 음식 치료에서 효소의 중요성을 다음과 같이 강조한다.

"평소에 건강을 지키는 것은 물론 질병을 예방하고 싶다면 효소 섭식을 하십시오."

이는 어려운 일만도 아니다. 효소가 많이 들어 있는 음식을 꾸준히 섭취하면 된다. 효소가 가장 많이 든 음식은 야채이다. 자연법칙을 따르는 생명과학 이론인 내추럴 하이진 이론의 식사법에서 비슷한 내용이 있다. 내추럴 하이진 이론이란 고대 희랍에서 시작된 뒤 19세기 미국에서 체계화된 서양식 채식주의 건강법으로 익히지 않은 날 야채와 과일의 다량 섭취를 근간으로 하고 있다.

그리고 2001년부터 이 이론이 미국에서 잘 알려지고 시행되면서 미국의 암 환자 수가 대폭 줄어들었다. 이 건강법이 강조하는 3가지 식사법은 다음과 같다.

첫째, 식물성 먹거리를 즐긴다.
둘째, 식품을 일부가 아닌 전체를 먹는다.
셋째, 날것을 그대로 먹는다.

이는 야채와 과일에 풍부하게 함유되어 있는 효소를 자연식을 통해 채워 넣는 것이 건강을 지키는 훌륭한 방법임을 보여준다. 하지만 매일 이런 자연식을 즐기는 것은 결코 쉽지 않다. 무엇보다 우리는 화식(火食), 즉 굽고 찌고 볶는 등 음식을 익혀 먹는 데 익숙하기 때문이다. 바로 여기에 효소의 치명적인 약점이 있다.

효소는 60도 이상의 온도에서는 살아남을 수 없는 열에 약한 단백질이다. 때문에 한번 가열한 음식에서는 비타민보다도 훨씬 빨리 파괴되어 익힌 음식에서는 거의 효소를 섭취할 수 없게 된다. 즉 열에 약한 효소를 모두 소멸시키는 화식이 아닌 생식 위주의 식습관을 가져야만 충분한 효소를 섭취할 수 있다는 의미이다.

하지만 생식을 한다고 해도 이 역시 쉽지만은 않다. 또한 바쁜 생활 속에서 항상 날야채를 손질해 먹어야 하는 번거로움이 부담이 될 수도 있고, 설사 먹는다 해도 야채와 과일의 농약과 화학 비료 등의 유해성도 무시할 수 없다. 때로는 맛있게 조리된 음식도 생각날 수밖에 없다.

많은 전문가들이 간단히 효소 건강기능식품을 이용하길 권하는 것도 이 때문이다. 농축된 효소 식품은 부족한 소화효소를 채워 대사효소를 키워주는 가장 손쉽고도 효과 좋은 방법으로 효소 부족을 막아주는 튼튼한 방어막이 되어주기 때문이다.

4. 효소, 이것만은 꼭 알아보자

Q : 피부가 거칠고 복부 비만이 심한데 효소 섭취만으로도 효과가 있을까요?

A : 효소는 노화와 깊은 연관이 있습니다. 나이가 들수록 우리 몸이 노화하는 이유는 몸 안의 잠재효소의 부족 때문입니다. 이런 분들은 집에서 간단히 효소 칵테일을 만들어 드실 것을 권합니다.

방법은 어렵지 않습니다. 효소 기능식품을 물에 탄 뒤 현미 발효 식초와 과일과 채소즙을 섞어 아침 공복에 한 잔 드시면 충분합니다.

아침마다 효소 칵테일을 장복하면 몸 안의 독소를 제거해 윤기 나는 피부와 복부 지방 분해를 도와주어 거친 피부와 복부 비만에 대한 고민을 해결할 수 있습니다.

Q : 생리통을 효소로 개선할 수 있을까요?

A : 생리불순은 몸의 균형이 깨졌다는 가장 직접적인 신호입니다. 농약과 항생제가 잔류하는 식품, 소화가 어려운 인스턴트식품, 바쁜 생활 등으로 몸의 면역력이 낮아지면서 불임과 생리불순, 생리통 등을 겪게 되는 것입니다. 이때 효소 제품을 꾸준히 섭취해주면 생리통과 생리불순이 70% 이상 해결되는 것을 볼 수 있는데, 이는 잘못된 식습관으로 인한 장내 유해균의 독소로 교란된 생체리듬이 원상 복귀되기 때문입니다.

Q : 잇몸질환이 없는데도 구취가 심합니다. 효소가 도움이 될 수 있을까요?

A : 구취는 잇몸질환뿐 아니라 소화기관에 문제가 있을 때도 발생합니다. 만일 잇몸에 문제가 없는데도 구취가 난다면, 이는 구강이나 폐를 비롯한 호흡기, 또는 위장에 지나치게 유해균이 번식해 있다는 신호입니다. 이때 효소 식품을 섭취하면 금방 구취가 사라지는 것을 경험할

수 있는데 이는 효소에 유해세균의 활동을 중단시키는 효과가 있기 때문입니다. 하지만 장내 유해세균은 한번에 살균하는 것이 불가능한 만큼 몸에 이상이 없는지 진찰을 받은 뒤 유해균의 증식을 억제하는 효소 제품을 꾸준히 섭취할 것을 권합니다.

Q : 아토피에 효소를 어떻게 활용하면 좋을까요?

A : 최근 들어 아토피로 고생하는 분들이 늘고 있습니다. 많은 연구에 의하면 아토피는 장내 생태계가 깨져 독소가 혈액으로 전달되면서 면역계의 이상을 불러일으키면서 생겨나는 현상입니다. 특히 장이 발달하지 않은 아이들의 경우 육류나 인스턴트식품을 지나치게 즐기면 이런 현상이 더 심해지게 됩니다.

아토피의 경우 효소 제품을 섭취하는 것과 동시에 효소 목욕을 권합니다. 우선 장내 유해균을 억제하기 위해 효소 식품을 많이 섭취하면 장내 환경이 한결 좋아지고, 피부에 좋은 약초들을 발효시킨 효소 목욕을 하면 피부의 재생과 보습효과가 탁월해지면서 좋은 효과를 볼 수 있습니다.

Q : 암 질환은 유전이라고 하던데 과연 효소가 효과가 있을까요?

A : 암은 일정 정도 유전 문제이기는 하나 식생활과 가장 큰 관련이 있습니다. 한 예로 우유는 완전식품이기는 하나 소화가 잘 되지 않고 효소 활성에 방해가 된다는 단점이 있습니다. 이때 우유를 매일 같이 먹는 습관을 가진 집안에서 자란 사람은 우유로 인한 문제가 발생할 수 있습니다. 다른 음식들과 식습관들도 마찬가지입니다. 인스턴트를 습관적으로 먹는 집안에서는 아이들도 성인이 되어서까지 인스턴트를 당연하게 먹음으로써 문제가 생길 수 있습니다.

따라서 질병에 걸렸다면 그것을 유전적 요인으로 규정하기 전에 최대한 생활습관과 식습관을 교정해 건강을 찾으려는 굳은 의지를 가져야 합니다.

효소는 우리 몸의 독소를 배출하고 면역 체계와 신진대사를 강화하는 효과가 있으며, 따라서 꾸준히 섭취하면 큰 도움이 됩니다.

Q : 당뇨병 때문에 효소가 많이 들어 있는 과일을 먹으려 하는데 과일의 당 성분이 괜찮을까요?

A : 미국의 대사학 전문가인 마크스 박사의 말을 빌리자면, 과일의 과당은 당뇨병과 아무 상관이 없다고 합니다. 과당은 분해될 때 인슐린을 필요로 하지 않기 때문입니다. 게다가 오히려 좋은 효소가 많고 다른 음식을 같은 량으로 비교해보면 훨씬 칼로리가 적은 편에 속합니다. 따라서 살찔 걱정은 덜어두고 과일을 다른 생야채들과 함께 꾸준히 섭식하시면 효소의 활성화가 이루어지면서 당뇨에도 좋은 예후를 볼 수 있습니다.

| CHAPTER 4 |

신체 조직을 형성하는 미네랄, 내 몸을 살린다

미네랄은
인체 내에 고작 4% 밖에
존재하지 않지만
몸에 좋다고 하는
다른 영양소를
아무리 많이 섭취해도
미네랄의
상호작용이 없다면
인체가 이들 영양소로부터
아무 이득도
얻을 수 없게 된다.

1. 미네랄의 탄생

　단백질과 효소의 중요성과 작용을 언급할 때 빠질 수 없는 또 하나의 영양소가 미네랄이다. 미네랄은 그 자체로는 아주 미량의 영양소로서 전체 영양 구성 성분의 4% 정도를 차지할 뿐이다. 그럼에도 미네랄이 탄수화물, 단백질, 지방, 비타민과 함께 5대 영양소라고 불리는 이유가 있다.

　우리 몸은 기본적으로 에너지 활동을 기본으로 한다. 이는 무생물이건 생물이건 에너지 없이는 생명 활동 자체가 불가능해지기 때문이다. 이때 태양이 만들어내는 에너지의 알갱이가 반드시 몸에 전달되어야 하는데, 생명 에너지를 몸 안으로 받아들이고 이 에너지를 온 몸에 골고루 전달해 활성을 돕는 역할을 미네랄이 한다.

　나아가 칼슘, 마그네슘, 유황, 칼륨 등의 필수 미네랄 등은 섭취했을 때 다른 영양소의 흡수와 활동을 돕고, 간

접적으로는 피부를 건강하게 해주고 영양을 공급해주는 역할을 하며, 마그네슘, 칼륨, 나트륨 등은 체내의 삼투압을 조절하는 등 수분 균형 유지에 영향을 미친다.

다량으로 요구되는 필수 미네랄은 나트륨(Na), 칼슘(Ca), 인(P), 마그네슘(Mg), 칼륨(K), 유황(S), 염소(Cl) 등이며, 망간(Mn), 코발트(Co), 요오드(I), 붕소(B), 게르마늄(Ge), 리튬(Li), 질소(Ni), 몰리브덴(Mo), 바나디움(V), 규소(Si), 스트론튬(Sr), 주석(Sn), 불소(F), 치탄(Ti), 루비듐(Rb), 바륨(Ba), 텅스텐(W), 알루미늄(Al), 철(Fe), 아연(Zn), 구리(Cu), 셀레늄(Se), 크롬(Cr), 니켈(N i), 풀루오르(F) 등은 사용량은 적으나 우리 몸이 꼭 필요로 하는 영양소이다.

체 내 기 능	미 네 랄 종 류
• 신체 성장 촉진 • 신진대사 활성화 • 세포 재생 • 세포노화 방지 및 치료	규소(Si), 칼슘(Ca), 마그네슘(Mg), 칼륨(K), 철(Fe), 망간(Mn), 나트륨(Na), 인(P), 아연(Zn), 유황(S)
• 위장 강화 • 영양 섭취	규소(Si), 칼슘(Ca), 칼륨(K), 철(Fe), 아연(Zn), 나트륨(Na), 칼륨(K)
• 골격 및 치아 건강 유지	규소(Si), 칼슘(Ca), 망간(Mn), 인(P), 아연(Zn)

체 내 기 능	미 네 랄 종 류
• 소염 작용, 저항력 부여	칼슘(Ca), 철(Fe), 아연(Zn), 구리(Cu)
• 장기 건강과 보존 • 시력 감퇴 방지	칼륨(K)
• 갑상선 기능 조절	요오드(I)
• 피를 만드는 조혈 • 출혈 방지 • 말초혈관 강화 • 동맥경화 예방 및 치료 • 심장 강화, 혈압 조절	칼륨(K), 망간(Mn), 철(Fe), 아연(Zn), 치탄(Ti), 인(P), 마그네슘(Mg), 구리(Cu), 칼슘(Ca)
• 생식기능 활성 • 호르몬 조절로 불임 및 불감증 해소	아연(Zn), 망간(Mn), 마그네슘(Mg), 구리(Cu)
• 신경 세포 강화 • 노화 방지 • 신경통 및 신경마비 예방과 치료	칼륨(K), 철(Fe), 망간(Mn), 치탄(Ti), 칼슘(Ca)
• 피부 점막 및 모발 보호 • 피부 건강 유지	유황(Si), 칼슘(Ca), 마그네슘(Mg), 칼륨(K), 철(Fe)
• 탄력 있는 근육 생성 • 체형 조절과 균형 유지	칼슘(Ca), 철(Fe), 인(P), 마그네슘(Mg)
• 간장 · 신장 · 췌장 기능 강화 • 체내 해독, 배설 • 당분과 신체 조절	칼슘(Ca), 마그네슘(Mg), 칼륨(K), 철(Fe), 아연(Zn), 망간(Mn), 나트륨(Na)
• 인체효소 생성 및 조절 • 혈색소 기능 조절 • 탄수화물 이화 작용	아연(Zn), 철(Fe), 망간(Mn), 마그네슘(Mg), 구리(Cu), 나트륨(Na), 칼륨(K)

2. 생명의 보조자, 미네랄

얼 민델의 『비타민 바이블』이라는 책을 보면, 미네랄과 관련해 다음과 같은 주목할 만한 문장이 등장한다.

"비타민이 중요한 물질인 것은 사실이나 미네랄 없이는 아무 작용도 못한다. 미네랄이야말로 영양소계의 신데렐라다."

비타민은 1906년 영국의 생화학자인 프레더릭 홉킨스가 발견한 것으로 우리 몸의 대사과정을 조절하는 일을 담당하며 효소의 활동을 돕는다. 그리고 이 비타민이 활발히 움직이도록 만들어주는 효소가 미네랄 작용을 통해 생겨나는 만큼, 미네랄이 부족하면 아무리 많은 비타민을 섭취해도 제대로 작용할 수 없다.

인체의 구성 성분 중에 미네랄은 체중의 4%이다. 나머지 96%는 탄수화물과 지방, 단백질과 같은 대량 영양소,

그리고 미량의 비타민이다. 하지만 여기서 4%의 미네랄이 하는 역할은 지대하다. 미네랄은 신체의 각 부분을 형성할 뿐 아니라 뼈와 치아와 같은 조직을 구성한다.

미네랄이 없거나 부족하면 첫째, 성장호르몬과 성호르몬이 제대로 작동하지 않게 된다. 둘째, 탄수화물과 지방, 단백질 등에 대한 분해 및 에너지 대사 작용에 문제가 발생한다.

단백질의 역할은 체내의 세포 및 조직을 보수하고 유지시키며, 생명의 물질인 효소와 호르몬, 항체를 만드는 역할을 담당하는데, 이 단백질도 활성화시키는 미네랄이 없다면 아무 기능도 할 수 없게 된다. 심지어 미네랄 섭취가 제대로 이루어지지 않은 상황에서 고단백 식품을 지나치게 섭취하면 대사 이상으로 인해 생명의 위협을 받을 수도 있다.

최근 늘어나는 성인병이 오히려 잘 먹는 데서 오는 것도 이런 이유에서다. 고단백 식사를 즐기는 와중에 미네랄 섭취에는 소홀하다가 문제가 생기는 것이다.

또한 미네랄의 기능은 효소에도 해당된다. 효소가 단백질을 분해하고 소화와 대사를 도우려면 그 연료에 해당되는 미네랄이 필요하다. 즉 미네랄은 인체 내에 고작 4% 밖에 존재하지 않지만, 몸에 좋다고 하는 다른 영양소를 아무리 많이 섭취해도 미네랄의 상호작용이 없다면 인체가 이들 영양소로부터 아무 이득도 얻을 수 없게 되는 것이다.

예로 다이어트와 미네랄의 관계를 보자. 비만이라는 것은 결국 살이 지나치게 찌는 증상으로 몸 안에 체지방이 과도하게 쌓였다는 증거이다. 이런 체지방의 과다함 때문에 고혈압, 심혈관 질환, 동맥경화증, 당뇨병 등의 위험도 동시에 높아지게 된다. 그렇다면 이런 비만과 미네랄은 어떤 관계가 있을까?

다이어트를 할 때 식사 조절과 운동 외에 반드시 필요한 처치 중의 하나가 활성물질인 미네랄, 효소, 비타민의 투여이다. 지방 대사는 지방을 분해하는 단백질, 즉 효소를 통해 이루어지는데, 앞서 말했듯 이 효소는 미네랄이 없으면 활성화되지 않기 때문이다.

이는 미네랄이 풍부하면 지방을 태우는 활성 작용이 증강되는 반면, 미네랄이 부족하면 효소의 활성 능력이 떨어져 소화, 흡수, 배설, 해독 등의 대사 기능이 떨어지면서 비만은 물론 대사 이상, 심혈관계 질병을 앓게 될 가능성이 높다는 것을 의미한다.

3. 미네랄 부족을 해결하면 질병이 낫는다

"위궤양으로 무려 35년간을 고생했던 A씨는 음식만 보면 고통스러워했다. 제대로 음식을 먹을 수도 없을뿐더러 가끔 마음껏 먹기라도 하면 어김없이 구토와 복통이 몰려들었다. 170cm의 키에 체중은 50kg 남짓했던지라 맞는 남성복을 찾기 어려울 정도였다. 대학병원과 한의원 등을 돌아다녔지만 거의 호전이 없는지라 A씨는 거의 포기 상태에 이르러 지내던 중 미네랄 기능식품을 만났다.

처음에는 설마 위궤양을 이런 것으로 고칠 수 있을까 반신반의했지만 얼마 안 가 효과가 나타났다. 무엇보다도 식후 미네랄을 복용하는 등 총 5회 정도 복용한 결과 더부룩한 속이 가라앉고 소화가 쉬워진다는 느낌이 들었다. 더불어 항상 검었던 얼굴빛이 맑아지면서 시력도 환해지는 기분이 들었다. 그러나 무엇보다도 그를 기쁘게 한 것은 바로 체중의 증가였다. 섭취한 음식을 무리 없이 소화하게 되면서 점차 마른 몸에 살이 붙게 된 것이다. 그리고 병원에서 위내시경을 받아본 결과 심각한 궤양 출혈이 멈추고 위의 산성도도 정상으로 돌아오기 시작했다는 결과를 들었다. 현재 A씨는 운동과 함께 미네랄을 복용하면서 더는 식탁 앞에서 괴로워하는 일이 사라졌다.

평소 술자리가 잦은 영업직 B씨도 마찬가지였다. 아침에 아내가 끓여주는 해장국 한 그릇과 약국에서 파는 숙취해소약으로 근근이 버텼지만, 30대 후반이 넘어서면서부터는 술자리를 피하고 싶은 마음이 간절해질 정도였다.

그러던 어느 날 술자리를 대접한 고객으로부터 숙취에 좋다는 제품을 소개받았다. 바로 미네랄 제품이었다.

우리 몸의 숙취는 체내 알코올분해효소가 알코올을 분해시키면서 전해질 등이 부족해져 뇌와 인체 다른 부위에서 필요한 전해질을 가져오게 되고, 그로 인해 메스꺼움과 두통 등이 나타난다. 그럴 때 미네랄을 외부에서 섭취해주면 숙취가 훨씬 덜하다.

B씨는 고객이 나누어준 미네랄 제품을 그날 술자리가 끝나자 섭취했다. 그리고 그 다음날 마치 술을 마시지 않은 것처럼 몸이 가볍고 두통도 없었다.

특별히 질병이 있는 것 같지는 않은데 집중력이 떨어지고 늘 피곤하며, 눈가가 떨리고, 피부가 거칠어지며, 불안과 짜증이 늘 때가 있다.

이럴 때 그저 "며칠 쉬면 나아지겠지" 생각하다가 증상이 더 심각해지는 경우가 있다. 그리고 딱히 병명을 알기 어렵고 위와 같은 증상이 지속된다면 한번쯤 미네랄 결핍을 의심해볼 필요가 있다.

미네랄은 다이어트와도 큰 연관이 있다. 미국 국립보건연구원(NIH)에 영양보조식품실(ODS)이 4만 명의 여성을 대상으로 마그네슘 섭취량을 조사한 결과, 마그네슘 섭취량이 부족한 여성의 경우 살이 찌기 쉽고, 당뇨병을 앓게 될 위험이 높은 것으로 확인된 바 있다. 또한 이 마그네슘은 당뇨병, 혈압, 심장혈관질환, 골다공증 등에도 영향을 미치고 있었다.

3만 명 이상의 미국 남성을 대상으로 4년간 조사한 결과도 비슷하다. 마그네슘 및 칼륨 등의 미네랄과 식이섬유 섭취량이 많은 사람의 경우 고혈압 위험이 낮은 것으로 조사되었다.

즉 혈중 칼륨과 칼슘의 양이 만성적으로 적은 사람이

나 관리가 어려운 당뇨병 환자, 이뇨제 및 항생물질, 항암제 등의 약품을 이용하는 사람의 경우 평소의 식사에 마그네슘 등의 미네랄 영양보조식품을 이용해야 하며, 고령자 역시 미네랄 흡수력이 떨어져서 미네랄 부족이 되기 쉬운 만큼 보조식품을 섭취하도록 해야 한다.

고혈압도 마찬가지다. 고혈압이 칼륨 부족에서 시작된다는 것은 잘 알려진 사실이다. 세포막은 세포 안에 있는 나트륨과 세포 밖에 있는 칼륨을 교환해서 나트륨을 되도록 세포 밖으로 밀어내고, 칼륨은 세포 안으로 끌어들인다.

그런데 칼륨이 부족해 세포 안의 나트륨을 밖으로 밀어내는 작용이 약해지면 나트륨과 칼슘의 교환이 일어나 세포 안으로 칼륨이 아닌 칼슘이 들어오게 된다. 일단 이렇게 세포 안으로 들어온 칼슘은 혈관을 수축시켜 혈액의 흐름을 방해하고 그 결과 혈압을 높이게 된다. 또한 다량의 칼슘이 혈액으로 들어오면서 인체는 칼슘이 부족해 뼈가 동시에 약해지게 된다.

마그네슘도 마찬가지로, 급성 질환에 걸린 사람들을 살펴보면 대부분 마그네슘 결핍 상태인데, 마그네슘이 부족하면 우울증, 근육 경련, 마비 증상 등이 온다. 또한 심장이 불규칙하게 뛰는 부정맥, 심장 혈관에 혈액 순환이 안 되어 나타나는 협심증, 발작 등도 마그네슘 부족이 원인이다.

이는 마그네슘 부족이 본래 가지고 있던 질병의 증상을 악화시키고 합병증을 유발하기 때문인데, 위의 경우 혈전 조장이 그 대표적인 예이다. 혈전은 혈관에서 생긴 덩어리가 혈관 벽에 붙는 것을 말하는데, 이 혈전이 너무 크면 혈관을 꽉 막아버리게 된다. 또한 동맥 혈관 벽이 딱딱해져 동맥경화증을 악화시켜 뇌졸중의 위험도 커지게 된다.

나아가 당뇨병도 이 마그네슘과 깊은 연관이 있어서, 세포 내의 마그네슘이 부족하면 인슐린에 문제가 생겨 당뇨에 쉽게 걸리게 된다. 실제로 국내 K방송국 보도에 따르면 성인 남녀 13만 명을 대상으로 분석한 결과 마그네슘 섭취량이 많은 사람들이 당뇨병에 걸릴 확률이 34%나 낮게 나타난 것으로 보도되었다.

이 모든 사례들은 우리 몸에 미네랄이 부족함으로써 인체 전체에 영향을 준다는 것을 단적으로 보여주고 있다. 이 때문에 많은 영양학자들이 "미네랄 하나의 부족이 10개의 병을 낳는다."고 말하는 것이다.

한 예로 미네랄을 완전히 제거한 증류수를 3개월 정도 마시면 몸의 저항력이 현저하게 하락한다. 6개월 정도 마시면 뼈가 부러지게 된다. 나아가 8개월을 넘어서면 사망에 이르게 된다.

4. 미네랄, 이것만은 꼭 알아보자

Q : 요즘 시대에 어째서 미네랄이 더 중요한지 그 이유를 알고 싶습니다.

A : 요즘 탄수화물, 지방, 단백질이 부족한 사람들은 거의 없다고 해도 과언이 아닙니다. 오히려 과잉이 더 큰 문제로 떠오르고 있을 정도이지요. 이는 음식물의 가치를 칼로리만으로 평가하는 기존의 통념에 일부 원인이 있습니다. 아무리 열량이 높은 영양식일지라도 비타민, 미네랄 등 건강의 필수요소가 결핍되어 있다면 중대한 지장을 초래함에도, '푸짐한 음식'이 곧 좋은 음식이라는 생각이 알게 모르게 남아 있기 때문입니다.

미네랄은 칼슘, 인, 철, 요오드, 칼륨, 마그네슘, 망간, 염소, 불소 등을 말하며 그 중에서도 한 가지라도 모자라면 몸에 이상이 생기는 중요한 성분입니다. 또한 자동차가 휘발유와 함께 윤활유가 필요하듯이 우리 몸의 생명 대사에 중요한 윤활유 역할을 합니다. 하지만 현대에 들어 급격한 식습관 변화를 겪으면서 우리는 일상적으로 미네랄이 부족한 식사를 하고 있습니다. 따라서 자칫 과잉될 수 있는 잘 알려진 영양소 외에 작지만 중요한 역할을 하는 미네랄에 대한 관심이 더 필요한 것입니다.

Q : 마그네슘이 중요한 미네랄이라고 하는데, 마그네슘의 역할과 기능은 무엇입니까?

A : 마그네슘은 필수 미네랄 중의 하나이자 우리 세포에 지대한 영향을 미치는 만큼 신체 기능에도 많은 영향을 주는 미네랄입니다. 그 중요성이 인정되어 마그네슘 관련 저널(Magnesium Research)까지 있을 정도입니다. 지금까지 밝혀진 마그네슘의 주요 기능들은 다음과 같습니다.

① 인슐린 작용과 분비를 원활하게 해주어 당뇨 개선에 효험이 있다.

② 혈압을 낮춰주는 역할을 한다.

이때 칼슘과 같이 복용하면 효능이 더 커지며 혈압이 높을수록 효과도 커진다.

③ 부정맥과 울혈성 심부전을 개선시켜 준다.

④ 편두통을 완화시킨다.

마그네슘은 다양한 음식들에 포함되어 있어 심각한 결핍을 앓는 사람은 극히 드물지만 여전히 RDA(권장량)보다 낮게 섭취되고 있으며, 특히 당뇨병 환자나 심장질환 환자들의 경우 결핍이 더 심하고, 연구에 의하면 중환자실의 환자의 2/3가 마그네슘 결핍으로 나타난 바 있습니다. 따라서 노약자와 환자일수록 마그네슘 섭취에 더 많은 주의를 기울여야 합니다.

Q : 미네랄의 종류는 몇 가지이며, 이 중에 반드시 필요한 미네랄은 무엇입니까?

A : 미네랄(무기질)은 인체 또는 식품에 함유된 원소 중 산소, 탄소, 수소, 질소를 제외한 원소의 총칭으로, 인체

의 원소 중 96%가 산소, 탄소, 수소, 질소라면 미네랄은 4%에 불과합니다. 하지만 이 적은 양의 미네랄은 무려 80여 가지로 나누어지는데, 이 중에 비교적 양이 많은 것은 칼슘, 인, 황, 나트륨, 염소, 마그네슘이며, 미량 성분으로는 철, 구리, 망간, 요오드, 코발트, 아연, 몰리브덴, 셀렌, 크롬, 플루오로, 붕소, 비소, 주석, 규소, 바나듐, 니켈 등이 있습니다. 이 중에 주요 원소들이 인체에 어떠한 영향을 미치는지는 다음과 같습니다.

① 칼슘, 인, 철, 마그네슘 - 치아의 무기 성분을 구성

② 철 - 혈색소 구성

③ 인과 황 - 세포막과 세포질 구성

④ 구리, 아연, 철, 요오드, 코발트, 망간, 셀렌 - 조효소로서 효소 반응을 활성화

⑤ 나트륨과 칼륨 - 혈액과 체액의 분량, 삼투압과 PH를 조절

⑥ 나트륨, 칼륨, 칼슘, 마그네슘 - 근육과 신경의 수축, 흥분을 조절

⑦ 요오드 - 대부분 갑상선에 모여 갑상선 호르몬을 구성

또한 이외의 다른 미네랄도 각각의 고유한 생리 기능에 관계합니다.

Q : 스테미너에 도움이 되는 미네랄은 무엇이 있을까요?

A : 성기능 장애에 도움이 되는 가장 좋은 식품 중에 하나가 바로 굴입니다. 굴은 미네랄 중에서도 아연이 풍부한 음식이기 때문입니다. 아연은 망막, 전립선, 고환, 시상하부의 성호르몬에 관계하는 신경에 다량 함유되어 있으며, 따라서 정력과 깊은 연관이 있습니다.

고환에서 정자를 꺼내 시험관에 넣고 아연을 투여하면 금방 정자가 활발해질 정도라고 합니다. 아연이 풍부한 음식으로는 굴이나 땅콩, 콩, 돼지고기, 검은깨, 클로렐라 등이 있으며 그 외에 적절한 미네랄 기능식품을 섭취하는 것이 좋습니다.

Q : 미네랄이 피부에 좋다는데 어떤 작용을 통해 피부에 도움이 되는지요?

A : 피부에 사용하는 모든 기초화장품, 나아가 가정에서 만들어 쓰는 각종 천연 팩들도 기본적으로 미네랄이 작용합니다. 아무리 비타민이나 다른 좋은 물질이 포함되어 있어도 미네랄이 없으면 이 모든 성분들이 피부에서 겉돌게 되기 때문입니다. 즉 미네랄은 우리 피부에 좋은 성분들이 제대로 활성화할 수 있도록 다리를 놓아주는 중요한 역할을 합니다. 온천욕이 피부와 건강에 좋다는 것도 미네랄의 작용 때문입니다.

Q : 미네랄을 섭취하고자 하는데 혹시 부작용은 없을까요?

A : 미네랄은 자연 성분인 만큼 부작용이나 후유증이 없습니다. 다만 뭐든 지나치면 모자란 것만 못하다는 것처럼, 더 빨리 더 많이 효과를 보겠다는 조급한 마음으로 과용할 경우 지나친 반응이 일어날 수 있습니다. 이는 매

일 먹는 하루 세끼 식사도 과식하면 탈이 나는 것과 마찬가지입니다.

또한 체질이나 건강 상태에 따라 섭취 후의 반응이 조금은 다르게 나타날 수 있고 일종의 명현 현상이 잠시간 나타날 수는 있습니다. 예를 들어 두통이 생겼다는 반응이 있는데, 이는 뇌혈관 혈액순환이 잘되기 시작하면서 일시적으로 나타나는 현상이라고 볼 수 있습니다. 하지만 이는 미네랄이 체내에 들어간 후 노폐물, 독소 등을 배출하는 과정이거나 세포가 활성화되면서 나타나는 현상이니 크게 염려하지 마시고 꾸준히 섭취하시면 됩니다.

Q : 일상적으로 섭취할 수 있는 미네랄이 풍부한 음식으로는 무엇이 있을까요?

A : 미네랄이 풍부한 음식으로는 첫째, 해조류를 들 수 있습니다. 그 중에서도 김과 미역, 다시마 등은 미네랄의 보고입니다. 조개 역시 미네랄이 풍부한 음식으로 예로부터 간 기능이 약해져 황달이 생기면 조갯국을 먹었습니다. 채소나 과일에도 풍부한 미네랄을 함유한 것들이

많은데 토마토, 당근, 시금치, 오이, 감자, 무 팥, 토란, 귤, 포도, 밤, 복숭아 등입니다. 또한 통곡류의 외피 부분도 미네랄 함량이 높습니다. 다만 이 부분은 섬유질이 많아 쉽게 소화되지 않는다는 단점이 있습니다.

| CHAPTER 5 |

식이섬유와 비타민이 건강의 열쇠이다

비타민 C를
많이 먹으면
면역 체계도 강해져서
스트레스로 인한
질병, 알레르기, 세균성 질환을
예방할 수 있고,
실제로 폐결핵,
류머티즘,
폐렴 등에도
비타민 C를 충분히 투여하는
요법이 사용된다.

1. 식이섬유 부족으로 인한 장 부패는 건강의 적이다

식이섬유는 수세미와 같은 거친 형태의 섬유로 주로 곡식이나 채소에 많은 섬유질을 의미한다. 이 식이섬유의 역할은 알려져 있다시피 배변과 관련이 크다. 장에서 당질의 흡수를 지연시켜 식사 후 혈당치의 급격한 상승을 억제하고, 소장에서 콜레스테롤과 독성물질을 흡착하여 배설함으로써 체내 지방과 독소의 축적을 감소시킨다. 또한 다이어트를 하는 여성들에게는 포만감을 주고 수분을 많이 흡수하여 쾌변을 유도한다.

예로부터 장이 튼튼해야 몸 전체가 튼튼하다는 말이 있다. 의사들이 배변의 유무, 변의 냄새와 형태 등으로 건강 상태를 진단하는 것도 배설을 직접적으로 담당하고 있는 장의 건강이 나머지 몸의 건강과 상호작용을 하기 때문이다. 즉 장이 나빠 배설물이 좋지 않으면 다른 소화

기간에 문제가 있거나, 아니면 다른 소화기관이 나빠서 장이 좋지 않기 때문이다.

우리 몸의 면역 체계는 복잡한 양상을 띠고 있지만 그 중에서도 면역 체계와 가장 밀접한 관련이 있는 부분을 들자면 소화기관 중에서도 대장이다. 대장은 우리 몸의 면역 체계가 가장 집중적으로 모여 있는 부위다. 소화된 음식물이 대변 형태로 모여 있는 만큼 숙변으로 인한 독소가 많다 보니 많은 면역체계들이 이곳에 모여 있게 된 것이다.

이 때문에 대장이야말로 우리 몸의 면역체계 90% 이상을 담당하는 기관인데, 만일 대장이 제기능을 하지 못하게 될 경우 우리 몸에는 독소가 계속해서 쌓이고 유해균과 물질을 걸러내는 면역 작용이 약화되어 작은 질병조차도 방어할 수 없게 된다.

우리 몸은 신비로운 대사과정을 통해 끊임없는 화학활동이 이루어지고 그를 통해 생명현상을 유지시킨다. 쉽게 자동차를 비교하여 생각해보자. 자동차가 달리면 기름 찌꺼기가 생겨나고, 그 찌꺼기를 제때 제거하지 않으면 부패하고 녹스는 현상이 일어난다. 우리 몸도 음식을 섭취하고 영양 성분을 만들고 나면 필연적으로 찌꺼기가 남게 되고 대사과정에서 인체에 해독을 끼치는 인자가 섞여 들고, 어쩔 수 없이 체내에 병독적인 물질이 쌓이는 것이다.

이런 독소나 노폐물은 찌꺼기가 자동차를 녹슬게 하는 것처럼 우리의 생명을 저해하고 노화를 촉진하며, 대장 기능에 이상이 생기면 그 해독이 다른 기관까지 번지게 된다.

▶ 레인 박사(영국 국왕의 주치의) : "모든 질병은 미네랄과 비타민 등의 특정 식이섬유와 섬유질의 부족, 또는 자연 방어균 같은 생체 정상 활동에 필요한 방어물이 부족할 때 '악균'이 대장에서 번식해 그 독이 혈액을 오염시킨 결과이다. 이 오염이 생체의 모든 조직과 기관을 서서히 침식하고 파괴해간다."

▶ 젠센 박사(미국의 유명 의사) : "장의 오염을 고치면 더 젊어질 수 있다. 장의 오염되어 쇠퇴하면 그 영향력이 온몸 전체에 영향을 미친다."

이처럼 장의 부패는 모든 질병의 원인이 된다. 좋은 토양에서 좋은 과일이 수확되는 것처럼 장내에 유익한 균들이 많아지고 장의 면역력을 조절하는 효소와 비타민, 미네랄, 식이섬유 등을 충분히 섭취해주면 인체의 면역력이 강화되어 몸이 건강해질 수밖에 없다.

그럼에도 불구하고 오늘날 현대인의 밥상에 오른 음식물에는 효소나 미네랄, 식이섬유 등이 거의 존재하지 않는다. 이는 가공식품의 범람, 화식 위주의 식사, 서구식 식단으로의 변화 등 많은 부정적 요소들이 결합되어 있으며, 따라서 우리 몸의 식이섬유 부족을 해결하기 위한 노력을 게을리 하면 안된다.

식이섬유가 우리 몸에 필요한 이유가 또 하나 있다. 바로 효소와의 연계작용이다. 효소는 대사 배설 활동 등 몸 안의 찌꺼기를 방지할 수 있는 유일한 자연적인 영양소이다. 효소는 몸 안으로 들어온 음식물들이 그대로 쌓이지 않고 잘 정리되어 우리 몸 구석구석으로 향할 수 있도록 지휘하고 돕는다.

몸을 집으로 비유한다면 효소는 단백질이나 지방 등의 재료로 집을 짓는 훌륭한 목수이자, 남은 폐기물들을 청소하는 훌륭한 청소부인 것이다.

장내 부패를 방지하고 장 청소를 진행하는 효소는 식이섬유와 만날 때 가장 좋은 효과를 보인다.

효소가 아무리 왕성하게 노폐물의 분해를 실시해도 이것을 장 밖으로 배출해줄 식이섬유가 없다면 장 청소가 이루어질 수 없다.

따라서 효소를 섭취할 때는 반드시 야채나 과일, 김치 등 섬유소가 많은 식품들을 동시에 섭취하도록 해야 한다.

2. 비타민은 우리 몸의 엔진이다

비타민은 지방과 탄수화물, 단백질, 미네랄과 함께 5대 영양소로서 우리 건강에 중요한 또 하나의 물질이다. 비타민(vitamin)의 어원은 'vital(생명의) + amine(질소)'의 합성어에서 시작되었다. vital이라는 단어가 들어갔다는 것은 비타민이 생명과 밀접한 관계가 있다는 것을 뜻한다. 우리 몸이 정상으로 활동하는 데 결정적인 영향을 미칠 뿐 아니라 어린이부터 노년기까지 모든 인간의 성장과 건강 유지에 없어서는 안 되는 영양소인 것이다.

뿐만 아니라 비타민은 스트레스와 피로, 성인병 위험에 노출되어 있는 현대인의 건강 유지와 활력 보강, 항암 치료 등 팔방미인이라고 할 만큼 우리의 건강에 좋은 영향을 미친다.

▶ 라이너스 폴링 박사 : "바이러스 면역과 관련해 비타

민이야말로 세상에서 가장 저렴한 항생제이다."

비타민은 스트레스 방어는 물론 우리 면역 체계에도 중요한 역할을 하며 면역세포의 생산과 운동성을 촉진하여 면역력을 증강시킨다.

예를 들어 정상적인 백혈구에는 비타민 C의 농도가 높지만, 스트레스와 감염이 있을 때에는 혈액과 백혈구의 비타민 C 농도가 급격하게 감소하게 된다는 연구 결과가 있다.

우리 몸은 바이러스 등 외부 침입 물질이 들어오면 백혈구가 바이러스와 싸우면서 몸의 손상을 막게 되는데, 이 백혈구의 에너지를 내는 동력이 바로 비타민 C다. 비타민 C가 부족하면 백혈구가 힘을 잃고 제 기능을 수행하지 못하게 되는 반면, 비타민 C를 많이 먹으면 면역 체계도 강해져서 스트레스로 인한 질병, 알레르기, 세균성 질환을 예방할 수 있고, 실제로 폐결핵, 류머티즘, 폐렴 등에도 비타민 C를 충분히 투여하는 요법이 사용된다.

질 병	비 타 민 C 의 작 용
빈 혈	철의 흡수를 돕는다.
간 염	바이러스형 간염의 바이러스에 대항하는 힘을 길러준다.
스트레스	스트레스에 대한 내성을 강화한다.
동맥 경화	콜레스테롤을 낮춰주어 혈관을 젊게 만든다.
노 화	몸에 필요한 콜라겐 조직 물질을 만들어낸다.
감 기	바이러스를 억제하는 인터페론이라는 물질을 생성한다.
외 상	골절과 상처의 치유를 앞당긴다.
알레르기	비염 등 알레르기의 반응을 줄여준다.
당뇨병	인슐린과 비슷한 작용을 해서 혈당을 낮춰준다.

비타민 B2도 우리 몸의 독소를 없애주는 해독작용을 통해 우리 면역력을 높여주고 활력을 북돋는다. 햄이나 인스턴트식품에 들어 있는 식품첨가물, 방부제 등 이들의 유해한 식품첨가물들이 우리 몸의 면역 체계를 파괴할 때, 비타민 B2는 의 수소와 결합해 유해한 물질을 다른 물질로 바꾼다. 따라서 우리가 어쩔 수 없이 먹게 되는 유해 물질들에서 우리 면역 체계를 보호하려면 반드시 비타민 B2의 섭취에도 신경을 써야 한다.

이 외의 비타민들은 일반적으로 크게 지용성(脂溶性)

과 수용성(水溶性)으로 분류되며 다음과 같은 특징을 가진다.

* **지용성 비타민** - 지용성 비타민은 기름과 같은 유기 용매에 녹는 비타민으로 비타민 A, D, E, F, K 등을 일컫는다. 지용성 비타민은 수용성 비타민에 비해 열에 강한 편이라 식품을 조리하거나 가공해도 손실이 적은 편이다. 또한 반드시 유기 용매가 있어야 장에서 흡수가 가능해지므로 지방의 흡수율이 떨어지면 함께 흡수율이 떨어지는 만큼 지방 성분과 동시에 섭취해야 한다. 이 지용성 비타민은 소변으로 배설되지 않기 때문에 몸 안에 상당량이 축적되게 된다. 즉 지용성 비타민은 수용성 비타민에 비해 과잉 저장될 가능성이 높은 만큼 과잉 섭취에도 주의를 기울여야 한다.

* **수용성 비타민** - 수용성 비타민은 물에 녹는 성질을 가진 비타민으로서 지용성 비타민에 비해 체외로 배설되기도 쉽다. 비타민 C와 비타민 B1, B2, 비타민 B6, 엽산, 비타민 B12, 판토텐산, 비오텐 등이 여기에 해당된다. 또

한 물에 용해되는 성질 때문에 조리 시에 쉽게 손실되고 상대적으로 열에 약하다. 따라서 조리 시에는 물에 끓이기보다는 찌거나 볶거나 물을 소량으로 사용하는 편이 좋다.

3. 화학이 아닌 천연을 섭취하라

 최근 차전자피라는 식이섬유 제품이 널리 알려지고 있다. 차전자피는 질경이씨 껍질을 가공해 만든 것으로서 섬유질이 많아 변비, 지방흡수저해, 포만감으로 식욕조절 등에 도움을 주는 것으로 알려져 있다.
 이처럼 식이섬유 부족을 호소하는 현대인들에게 차전자피의 제품을 섭취는 큰 도움이 된다. 그런데 문제는 이 차전자피 제품에 들어 있는 인공 화학 성분들이다. 많은 차전자피 제품들이 가공 시 향료와 색소 등 다양한 화학 물질을 사용하면서 차전자피 제품을 잘못 복용하고 신장 등에서 병을 얻은 사례들이 나타나고 있다.
 이는 비타민도 마찬가지이다. 최근 한 회사에서 내놓은 천연비타민 제품이 높은 매출액을 올리면서 천연 제품과 화학 인공 제품 사이의 갈등이 두드러지고 있다. 이에 대해 선호도가 높은 것은 단연 천연 제품인데, 천연 제품의 특징은 정제나 캡슐 형태를 만들기 위한 최소한의 부형제에만 합성 원료를 사용할 뿐 주원료에는 합성성분이 없다는 점이다.

천연비타민과 합성비타민의 비교

구분	정의	특징	표시방법
천연비타민	인공향, 합성착색료, 합성보존료 등이 없으며 화학적 공정을 거치지 않고 만든 비타민	국내 기준이 까다로워 제품화된 것은 없음	
천연원료 비타민	과일, 채소 등 천연원료에서 추출해 낸 비타민	주원료에 합성 비타민을 사용하지 않음. 정제나 캡슐 형태로 만들기 위한 최소한의 부형제만 사용	아세로라 추출분말 (비타민 17% 함유)
천연+ 합성 비타민	천연원료에서 추출한 물질을 일부 쓰고, 합성 비타민을 절반 가량 사용한 비타민	천연 유기농과 같은 문구를 강조하지만 천연원료에서 100% 추출한 것은 아님	아세로라 추출분말 비타민C 500mg
합성 비타민	화학적으로 발생하는 공정을 거친 비타민	천연상태의 비타민과 분자식은 동일함. 비타민 종류에 따라 체내 흡수율이 천연 원료 비타민보다 떨어지는 경우가 있음	비타민C 500mg, 아스코르빈산 등 성분명만 씀

출처 - 동아일보

우리가 먹는 영양제들은 기본적으로 흡수가 중요하다. 즉 아무리 많이 제대로 흡수되지 않는다면 아무 소용이 없는 것이다.

앞서 살펴본 효소와 아미노산, 미네랄, 비타민, 식이섬유 각각의 제품들이 높은 천연 재료 함유율과 높은 흡수율을 가지지 않는다면 그 제품은 그저 몸이 아닌 마음에만 흡족한 제품이 될 뿐이다. 반면 합성 제품의 경우, 그 안전성이 아무리 확인되었다고 한들 그 부작용이 완벽하게 밝혀진 것이라고는 볼 수 없다.

4. 비타민과 식이섬유, 이것만은 꼭 알아보자

Q : 비타민을 섭취하려고 합니다. 비타민을 제대로 고르는 법을 알고 싶습니다.

A : 첫째, 인증을 확인해야 합니다. 제대로 된 제품이라면 식품의약품안전청의 인증을 받아 포장재에 문구와 도안이 표기되어 있어야 합니다.

둘째, 유통기한을 확인해야 합니다. 대부분의 제품들은 제조일로부터 2년 정도의 유통기한을 가지고, 이 시간이 지나면 변질되거나 이 과정에서 생겨난 독소가 알레르기를 일으킬 수 있습니다. 따라서 그 제품이 언제 생산되었고 언제까지 유효한지 꼭 확인해야 합니다.

셋째, 내게 맞는 형태를 생각해야 합니다. 하루에 일정량의 비타민을 섭취하려면 해당 비타민을 어느 정도 섭취해야 되는지, 다른 성분은 어느 정도 포함하고 있는지를 알아야 합니다. 또한 기호와 흡수력, 가격 등에서 천연 비타민과 합성 비타민을 구분해서 생각해야 합니다. 천연 비타민의 경우 합성 비타민에 비해 3배 이상 비싸기 때문입니다. 또한 집에서 먹을 것인지, 휴대할 것인지 등을 생각하고, 먹는 방식에 따라 액상인지 가루인지, 알약 형태인지도 살펴보는 것이 좋습니다.

Q : 비타민 영양제와 아스피린을 같이 먹지 말아야 한다는데 사실인가요?

A : 비타민과 아스피린은 둘 다 상비약처럼 일상적으로 복용하는 약제입니다. 이 둘은 각각 부작용이 없고 다른 약에 영향을 미치는 경우가 많지 않지만, 임상 실험에 의하면 아스피린이 비타민의 흡수를 방해한다고 합니다. 실제로 아스피린과 비타민 C를 동시에 먹으면 백혈구 안의 비타민 농도가 낮아지고 흡수율도 떨어집니다. 따라서 아스피린을 지속적으로 먹는 분들은 비타민 C 및 다

른 비타민을 더 많이 보충해야 합니다.

Q : 온 가족이 비타민을 섭취하려 하는데 각 연령별로 필요한 비타민들은 무엇일까요?

A : 비타민도 연령대에 따라 주로 요구하는 종류가 다소 다를 수 있습니다. 다음은 연령대 별로 정리한 내용입니다.

영유아기 : 영유아 때는 뼈가 성장하는 중요한 시기이므로 비타민 D와 콜라겐 생성에 중요한 비타민 C가 다량 필요합니다.

성장기 : 성장이 눈에 띄게 빨라지고 식욕도 왕성해지는 이때는 쌀밥 등 탄수화물 섭취량이 증가하면서 비타민 B군이 부족해질 수 있는 만큼 우유나 잡곡밥 등으로 비타민 B의 섭취에 주의를 기울여야 합니다.

청년기 : 가장 왕성하고 활동적인 시기인 만큼 활력을

돋워주는 비타민 B1,B2 등의 비타민 B군이 필요할 때입니다. 또한 왕성한 호르몬 밸런스를 잡아주는 비타민 E도 중요한 성분입니다.

노년기 : 노화가 급격히 진행되는 이 시기는 젊음의 활력을 돌려주는 비타민 E가 가장 절실할 때입니다. 비타민 E는 풍부한 항산화 작용으로 몸의 노화를 막아주고 동맥 경화 등을 방지해주는 효과가 있습니다.

또한 약해지는 뼈를 위해 비타민 D의 섭취에도 좀 더 신경을 써야 합니다.

Q : 다이어트 중인데 식이섬유가 어떤 도움을 줄 수 있을까요?

A : 식이섬유에는 수용성과 불용성이 있는데 이 중에 불용성이 당과 지방의 흡수를 막아주고 식욕을 조절해줍니다. 이 불용성 식이섬유는 소화되지 않은 채 몸 밖으로 덩어리째 배출되기 때문입니다.

불용성 식이섬유는 도정하지 않은 밀 같은 전곡(全穀),

밀겨, 푸른 잎채소 등에 많이 들어 있으며, 장에서 물을 흡수해 배설을 촉진하고 포만감을 유발해 식욕을 억제하므로 풍부하게 섭취하면 체중 조절에 큰 도움이 됩니다.

Q : 식이섬유는 심장병과도 관련이 있다고 하는데 사실인가요?

A : 미국 심장 협회는 고 식이섬유 식이와 저 지방 식이, 저 콜레스테롤과 저염 식이를 심장에 좋은 건강한 식습관으로 권장하고 있습니다.

고 지방과 콜레스테롤 식이(저 지방이 아닌 우유, 적색 육류, 인스턴트 식품 등)는 동맥 혈관을 단단하게 하여 심장발작과 뇌졸증을 유발하는 원인이 됩니다. 이때 고섬유 식이는 비타민과 미네랄이 풍부하여 적은 열량으로도 포만감을 느낄 수 있게 함으로써 자연스럽게 고 지방, 고 콜레스테롤 식품을 적게 섭취하도록 도와줍니다. 즉 식이섬유 하나만 잘 복용해도 비만은 물론 심혈관 질환 예방에 큰 도움이 될 수 있습니다.

Q : 특별히 식이섬유가 많이 포함된 식품들로는 무엇이 있을까요?

A : 고구마는 최고의 항암 식품입니다. 일본 도쿄대의 연구 결과 고구마는 발암 억제율이 최대 98.7%로 가지, 당근, 샐러리 등 항암 채소 82종 중에 1위를 차지한 바 있습니다. 또한 다른 식품보다 식이섬유 흡착력이 강해서 발암물질은 물론 담즙 노폐물, 콜레스테롤, 지방까지 체외로 배출시켜 줍니다. 해조류의 식이섬유도 마찬가지로 섭취한 지방 흡수를 상당 부분 막아줍니다.

영국 뉴캐슬 대학 연구진에 의하면 미역, 다시마 등 갈조류에 들어있는 식이섬유인 알긴산이 지방 흡수를 75% 차단했다고 합니다. 또한 자연 식이섬유 60여 가지의 지방흡수 억제 기능을 비교한 결과, 갈조류에 들어 있는 알긴산이 가장 효과가 높았다고 밝혔습니다.

맺음말

5대 영양소의 균형이 장수의 비결이다

영양소의 시너지를 확대하라

 암과 뇌혈관 질환, 당뇨병 등 생활습관병이 인류의 건강을 위협하고 있는 가운데 대한민국도 더는 식습관과 생활습관병 위험 지대를 벗어날 수 없게 되었다. 이는 식품 첨가물과 환경오염, 스트레스 등 다양한 요인들이 대두되고 있지만 근원적으로 꾸준히 이어진 서구식 식생활로 인한 영양의 불균형이 그 첫 번째 원인이다. 정작 우리 몸에 필요한 중요한 영양소는 외면하고 칼로리 위주의 식사를 해온 결과였다.

 최근 사망 원인에서 1위를 차지하는 것은 암이며, 성별 주요 암 발생률은 다음과 같다.

성별 주요 암 발생률

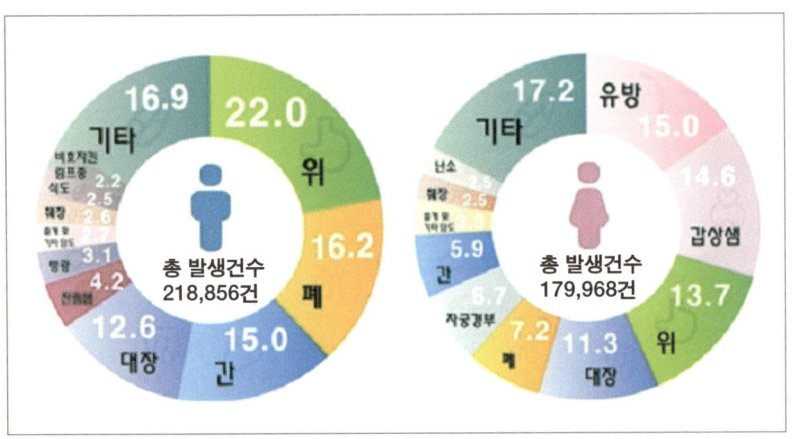

- 남자에게 발생하는 주요 암은 위, 폐, 간, 대장·직장과 식도암의 순으로 발생하고 있다.
- 여자에게 발생하는 주요 암은 유방암과 갑상선, 위, 대장, 폐암의 순으로 발생한다.

출처 : 국립암센터

암이 발생하는 원인은 다양하다고 알려져 있지만 암이 한국인의 사망 원인 1위로 떠오르면서 국립 암센터가 발표한 전 국민 암 예방 10대 수칙에서 그 주요 원인을 찾아볼 수 있다.

* 국민 암 예방 10대 수칙

① 담배를 피우지 말고, 남이 피우는 담배 연기도 피하기
② 채소와 과일을 충분하게 먹고, 다채로운 식단으로 균형 잡힌 식사하기
③ 음식을 짜지 않게 먹고, 탄 음식을 먹지 않기
④ 술은 하루 두 잔 이내로 마시기
⑤ 주 5회 이상, 하루 30분 이상, 땀이 날 정도로 걷거나 운동하기
⑥ 자신의 체격에 맞는 건강 체중 유지하기
⑦ 예방접종 지침에 따라 B형 간염 예방접종 받기
⑧ 성 매개 감염병에 걸리지 않도록 안전한 성생활 하기
⑨ 발암성 물질에 노출되지 않도록 작업장에서 안전 보건 수칙 지키기
⑩ 암 조기 검진 지침에 따라 검진 빠짐없이 받기

이 모든 생활 수칙 중에 우리의 일상과 암 발생률에 가장 큰 영향을 미치는 것은 단연 두 번째 항목과 세 번째 항목, 즉 식생활 습관이다.

실제로 암의 발생원인 중에 가장 많이 지적되고 있는 것이 바로 운동 부족과 식습관이다. 흐트러진 식습관은 건강을 추락시켜 일상적인 영양 불균형을 불러오고, 나아가 몸의 면역 체계가 제대로 작동할 수 없게 만든다.

그렇다면 균형 잡힌 식단이란 어떤 조건을 갖춰야 하는 것일까?

앞서도 살펴보았듯이 우리는 칼로리가 높은 식단으로 과잉섭취를 하고 있지만 필요한 영양소는 결핍 상태다. 따라서 내게 필요한 영양소들을 균형 있게 섭취하고 부족한 부분을 보완해나가야 한다. 특히 아미노산과 효소, 미네랄, 비타민, 식이섬유 등은 현대인들에게 필수적인 영양소임에도 불구하고 만성적인 부족증에 시달리고 있는 만큼 특히 섭취에 주의가 필요하다. 또한 이 영양소들 중에 어느 하나라도 부족하다면 나머지 영양소의 섭취도 무의미해진다. 다음은 영양학회가 밝힌 균형 잡힌 식탁의 조감도이니 참고하도록 하자.

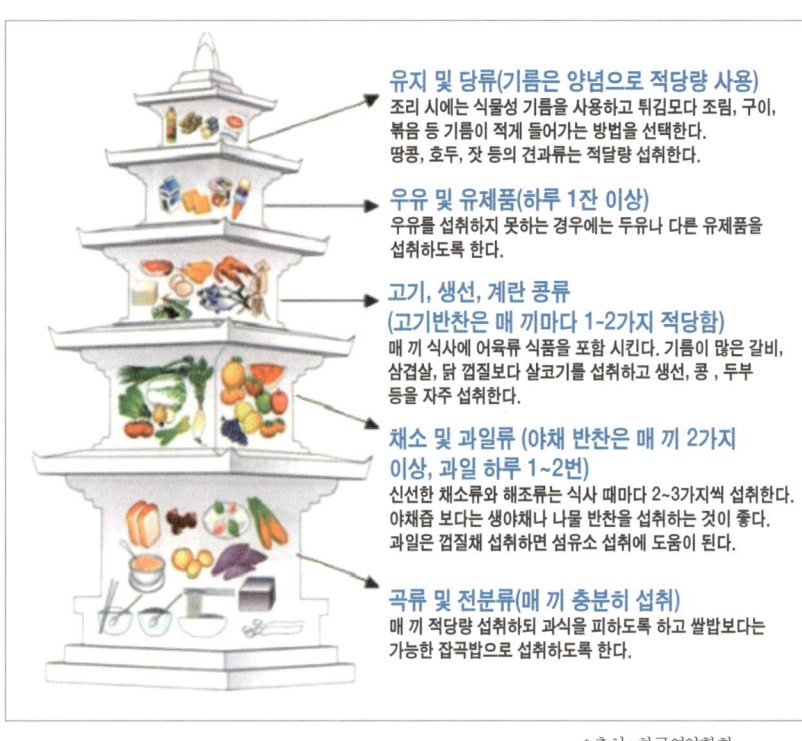

*출처 : 한국영양학회

위의 식단은 적절한 식물성 식품의 섭취, 저칼로리 식이 등 효소와 아미노산, 미네랄, 식이섬유, 비타민 섭취의 중요성을 여실히 보여준다.

장수란 균형 잡힌 식단에서 오는 것이며, 장수하기 위해서는 매 끼마다 적절한 식단을 챙길 필요가 있는 것이다. 또한 만일 시간적, 환경적 이유로 적절한 식단을 차릴 수 없다면 부족한 영양소에 해당하는 기능식품을 적절히 섭취함으로써 자칫 부족해질 수 있는 영양소를 제때 공급해주어야 한다.

이 책을 읽는 많은 분들이 지금껏 얻은 다양한 정보들을 생활 속에서 실현하여 보다 건강한 삶을 영위하기 바라는 마음이다.

참고 문헌

병 안 걸리고 사는 법 / **신야 히로미 지음 이근아 옮김** / 이아소
노화와 질병 / **레이 커즈와일. 테리 그로스만 지음** / 이미지박스
실크아미노산의 비밀 / **윤철경 지음** / 모아북스
독소배출 / **장량듀어 지음 김다연 옮김** / 태웅출판사
우리 몸은 거짓말하지 않는다 / **이승원** / 김영사
파블로프가 들려주는 소화 이야기 / **이홍우 지음** / (주)자음과모음
효소음료 건강법 / **박국문 지음** / 태웅출판사
사람의 몸에는 100명의 의사가 산다 / **서재걸** / 문학사상
인체를 지배하는 메커니즘 / **뉴턴코리아**
식탁 위의 비타민 미네랄 사전 / **최현석 지음** / 지성사
미네랄이 해답이다 / **성재효 지음** / 글마당
생명의 균형, 미네랄 3.5% / **야마다 도요후미 지음** / 북폴리오
기타 인터넷 자료 검색